PROTOCOLO NEMECHEK™ PARA PACIENTES CON RETRASO AUTISMO Y E DESARROLLO

UNA GUÍA PRÁCTICA PARA RESTAURAR LA
FUNCIÓN NEUROLÓGICA

DR. PATRICK M. NEMECHEK, D.O.
JEAN R. NEMECHEK, J.D.

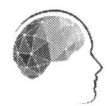

Copyright © 2017 por Autonomic Recovery, LLC.

Todos los derechos reservados.

Dr. Patrick M. Nemechek, D.O. y Jean R. Nemechek produjeron este material como trabajo de contratación.

Ninguna parte de este libro puede reproducirse de ninguna forma ni por medios electrónicos o mecánicos, incluidos los sistemas de almacenamiento y recuperación de información, sin autorización escrita de los autores a través de Autonomic Recovery, LLC, excepto por el uso de citas breves en una reseña de un libro.

Las solicitudes de permiso para hacer copias o reproducir cualquier parte deben enviarse en línea a Request@AutonomicMed.com.

ÍNDICE

Advertencia Médica   v
Glosario   vii
Introducción   xiii

1. ESTABLECIENDO LA ETAPA PARA EL AUTISMO   1
2. DESLIZAMIENTO AL AUTISMO   15
3. EL ESPECTRO INFLAMATORIO-NEUROTÓXICO   23
4. COMPRENDIENDO CÓMO FUNCIONA EL PROTOCOLO DE NEMECHEK   33
5. PASO 1: REBALANCEANDO EL TRACTO INTESTINAL   41
6. PASO 2-4: REDUCCIÓN DE LA INFLAMACIÓN CEREBRAL   53
7. RECUPERACIÓN Y RESOLUCIÓN DE PROBLEMAS CON EL PROTOCOLO DE NEMECHEK   67
8. RECONOCER Y ADMINISTRAR LA REINCIDENCIA DE ÁCIDOS PROPIÓNICOS   99
9. RECONOCER Y MANEJAR LA REINCIDENCIA INFLAMATORIA   113
10. OPORTUNIDADES POTENCIALES PARA LA PREVENCIÓN   125
11. A VECES LOS MILAGROS SUCEDEN   141
12. LA ESPERANZA ESTÁ EN EL HORIZONTE   147

Apéndice I - Disfunción Automática   149
Apéndice II - Lesión cerebral acumulativa   161
Apéndice III - Prueba de cerebro autónoma   171
Apéndice IV - Referencias científicas   175
Proyectos en desarrollo   187

ADVERTENCIA MÉDICA

La información y las imágenes contenidas en esta publicación se proporcionan solo como recurso informativo, y no deben usarse ni confiarse en ellas con fines de diagnóstico médicos o de tratamiento.

Esta información no pretende educar al paciente y tampoco crea ninguna relación paciente-médico.

Por favor, consulte con un profesional de la salud con licencia para determinar si alguno de estos enfoques terapéuticos particulares es apropiado para usted o su hijo.

GLOSARIO
UN BREVE GLOSARIO DE TÉRMINOS CIENTÍFICOS

- **Ácido araquidónico** = Un ácido graso omega-6 que es parte del proceso de producción de inflamación.
- **Ácido graso Omega-3** = Estos nutrientes son ácidos grasos insaturados que importantes para el metabolismo normal. Están clasificados como un nutriente esencial porque los humanos no pueden sintetizar ácidos grasos omega-3 y los requieren en su dieta para mantenerse sanos.
- **Ácido graso Omega-6** = Estos nutrientes son una familia de ácidos grasos poliinsaturados proinflamatorios y antiinflamatorios. Se encuentran comúnmente en las plantas y se clasifican como nutrientes esenciales.
- **Ácido graso Omega-9** = Estos son ácidos grasos insaturados y no son nutrientes esenciales. El ácido oleico que se encuentra dentro del aceite de oliva es un ejemplo de un ácido graso omega-9.
- **Ácido linolénico** = Un ácido graso omega-6 que es parte del proceso de producción de inflamación. Se encuentra comúnmente en plantas y en altas concentraciones dentro de una amplia variedad de aceites de cocina.
- **Ácido oleico** = Un ácido graso omega-9 que es muy

abundante en aceite de oliva. El ácido oleico bloquea el daño cerebral que puede resultar del exceso de ácidos grasos omega-6 y ácido palmítico.
- **Ácido palmítico** = Este nutriente es el ácido graso saturado más común que se encuentra en animales, plantas y microorganismos. Las cantidades excesivas en las dietas de los humanos resultan en un aumento de la inflamación dentro del cerebro.
- **Ácido propiónico** = Un ácido graso de cadena pequeña producido por bacterias dentro del tracto intestinal.
- **AEP, ÁcidoEicosaPentaenoico (EPA)** = Es un ácido graso omega-3. Las fuentes dietéticas incluyen pescado silvestre, aceite de pescado y carne de animales que se nutren de su alimento natural (por ejemplo, carne de vaca alimentada con pasto).
- **ALA, Ácido Alfa-Linoleico** = Un ácido graso omega-3 comúnmente suplementado en forma de nueces, lino o chía.
- **AOVE, Aceite de Oliva Extra Virgen** = El AOVE es la mejor calidad de aceite de oliva y se considera que tiene características de sabor favorables. Contiene ácido oleico que es un ácido graso omega-9.
- **Arresto del desarrollo** = La interrupción completa de la maduración neurológica y emocional de un niño. A menudo el resultado de una inflamación excesiva, deficiencias nutricionales y una inadecuada reducción de neuronas.
- **Citocinas, Antiinflamatorias** = Sustancias químicas liberadas de los glóbulos blancos que disminuyen la respuesta inflamatoria.
- **Contusión** = Una lesión física en el cerebro que produce síntomas persistentes durante varios días. También se conoce como lesión cerebral traumática leve o mTBI.
- **Cytokines, Pro-Inflammatory** = Sustancias químicas

liberadas de los glóbulos blancos que aumentan la respuesta inflamatoria.
- **DHA, Ácido DocosaHexaenoico (DHA)** = Es un ácido graso omega-3 que es un componente estructural primario del cerebro humano, la corteza cerebral, la piel y la retina. Las fuentes dietéticas incluyen pescado silvestre, aceite de pescado y carne de animales que se alimentan de su alimento natural (por ejemplo, carne de vaca alimentada con pasto).
- **Disbiosis** = Se refiere a una interrupción general del equilibrio microbiano normal dentro del tracto intestinal. La disbiosis puede referirse a cualquier segmento del tracto intestinal (boca, intestino delgado o colon) y, aunque generalmente implica bacterias, también se puede utilizar el término con respecto a protozoos, hongos o arqueobacterias.
- **Encefalopatía tóxica** = El estado médico de un niño cuyo cerebro ha sido esencialmente drogado con ácido propiónico excesivo.
- **Enzimas digestivas** = Suplementos que a menudo se brindan para mejorar la digestión y los síntomas intestinales.
- **Estimulación del nervio vago, SNV** = Este es un tratamiento médico que implica el suministro de impulsos eléctricos al nervio vago en el sistema nervioso autónomo. Terapéuticamente, SNV reduce la inflamación en todo el cerebro y el cuerpo y es capaz de inducir neuroplasticidad.
- **Fenotipo** = El fenotipo es la característica visible de cómo un animal, célula o planta se ve o se comporta. (El genotipo es la característica potencial codificada en el ADN del organismo).
- **Glóbulos Blancos (GB)** = Las células del sistema inmune a menudo se conocen como glóbulos blancos o GB.
- **Inflamación** = Una respuesta normal del sistema inmune para combatir infecciones o reparar tejidos dañados. La

inflamación excesiva puede provocar efectos dañinos en el cuerpo.
- **Inulina** = Una fibra prebiótica que es digerida preferencialmente por los tipos de bacterias que normalmente habitan en el intestino delgado.
- **Lesión Cerebral Acumulada** = el daño acumulado que resulta de los defectos residuales que quedan después de un daño físico, inflamatorio o metabólico incorrectamente reparado.
- **Lesión Cerebral Traumática, LCT** = El término focal para una lesión física en la cabeza y produce síntomas que duran más de 24 horas. Ver mLCT y MLCT.
- **Microglía, M0** = Estas son formas especializadas de glóbulos blancos que viven en el cerebro. A menudo se les conoce como microglía de vigilancia o reducción.
- **Microglía, M1** = Son una forma especializada de glóbulos blancos que viven en el cerebro. Promueven la inflamación y son parte del proceso de reparación saludable, pero pueden causar daños si se les estimula.
- **Microglía, M2** = Son una forma especializada de glóbulos blancos que viven en el cerebro. Cierran la inflamación y son parte del proceso de reparación saludable.
- **Microglía, Estimulada** = Estas son microglías que se transforman permanentemente en M1-microglía y evitan que el cerebro repare completamente el trauma cerebral. También son una fuente importante de citoquinas inflamatorias en el cerebro.
- **mLCT, Lesión cerebral traumática menor (letra minúscula M)** = Una lesión cerebral que es relativamente leve y se conoce comúnmente como conmoción cerebral.
- **MLCT, Lesión cerebral traumática mayor (letra mayúscula M)** = Una lesión cerebral que causa daño celular significativo y a menudo se asocia con hemorragia intracraneal.
- **Nemechek Protocol™** = Un programa de tratamiento

médico inventado por el Dr. Patrick M. Nemechek, D.O. relativo a métodos para prevenir, reducir o revertir el daño autonómico agudo y/o crónico mediante la supresión de citoquinas proinflamatorias que es útil en el tratamiento de una variedad de enfermedades o afecciones (Patente Pendiente).
- **Nervio vago** = El décimo nervio craneal del cuerpo humano que transporta las señales en la rama parasimpática del sistema nervioso autónomo.
- **Neurona** = Una célula dentro del cerebro que transporta o almacena información neurológica.
- **Neuroplasticidad** = El proceso a través del cual el cerebro desarrolla nuevas vías neuronales para realizar ciertas tareas.
- **Prebiótico** = Una forma de fibra que induce el crecimiento o la actividad de microorganismos beneficiosos (por ejemplo, bacterias y hongos). El ejemplo más común es en el tracto gastrointestinal donde la digestión de las fibras prebióticas puede alterar la composición de los organismos en el microbioma intestinal.
- **Probióticos** = Organismos bacterianos que se ingieren o se agregan a los alimentos, y que son potencialmente beneficiosos para la salud.
- **Retraso del desarrollo** = La desaceleración de la tasa normal de maduración neurológica y emocional de un niño. A menudo el resultado de una inflamación excesiva, deficiencias nutricionales y una inadecuada reducción de neuronas.
- **RifaGut**^{TM} = Otra marca de mercado para la rifaximina.
- **Rifaximin** = El término genérico para el antibiótico no absorbible vendido bajo la marca Xifaxan^{TM}, Rifagut^{TM}, Rifaximina^{TM} y SIBOFix^{TM}.
- **SIBO, Sobrecrecimiento bacteriano del intestino delgado** = Una forma específica de sobrecrecimiento bacteriano que se designa mediante una prueba positiva

de aliento de hidrógeno o metano o un estudio de cuantificación anormal del aspirado de intestino delgado.
- **SIBOFix**™ = Otra marca de mercado para la rifaximina.
- **Sinapsis** = Una porción de una neurona (o célula nerviosa) que permite a la neurona pasar una señal eléctrica o química a otra neurona.
- **Sistema Nervioso Autónomo** = Una gran porción del sistema nervioso que regula la presión arterial, coordina todos los órganos (corazón, intestinos, vejiga, etcétera), controla la inflamación y regula la producción de hormonas.
- **Sobrecrecimiento bacteriano** = A menudo se utiliza para referirse al crecimiento bacteriano excesivo dentro de un segmento del tracto intestinal. Menos específico que el término SIBO que también implica una prueba positiva de aliento de hidrógeno o metano o un estudio de cuantificación anormal a partir del aspirado de intestino delgado.
- **Sobrecrecimiento bacteriano intestinal** = A menudo se usa cuando se refiere a la presencia excesiva de bacterias dentro del intestino delgado. Estas bacterias usualmente se originan en el colon (intestino grueso o inferior) y migran anormalmente hasta el intestino delgado.
- **Xifaxan**™ = Esta es la marca de una formulación de rifaximina de liberación prolongada que se vende dentro de los Estados Unidos.

INTRODUCCIÓN

"Puedo explicar la causa subyacente de la mayoría de las enfermedades en solo doce palabras: el fracaso de nuestros cerebros pone en movimiento el fracaso de nuestros cuerpos".

— Dr. Patrick M. Nemechek, D.O.

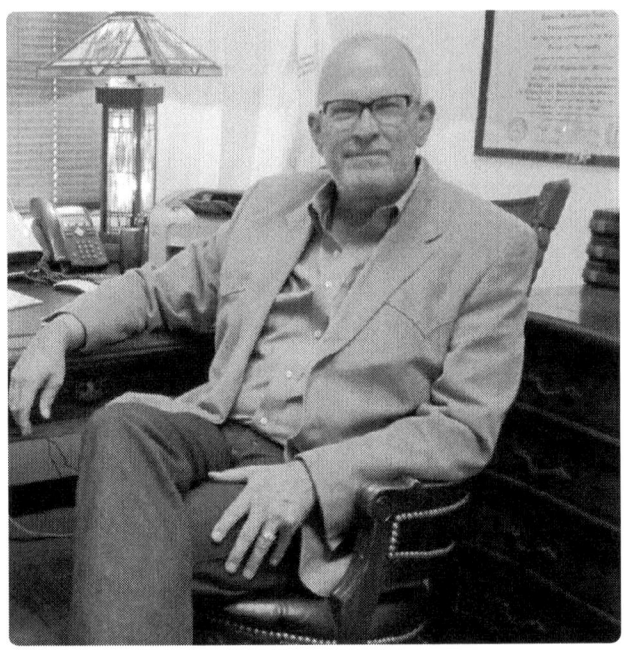

Dr. Patrick M. Nemechek, D.O. nació en Tucson, Arizona. Se graduó con un Licenciatura en Microbiología de la Universidad de San Diego (1982), y obtuvo su Doctorado en Medicina Osteopática de la Universidad de Ciencias de la Salud, Kansas City, Missouri (1987).

El Dr. Nemechek completó su formación en medicina interna en la Facultad de Medicina de UCLA (1990) donde tuvo el honor distinguido de ser nombrado Jefe de Residentes y más tarde Instructor Clínico del Departamento de Medicina de la UCLA.

El mentor del Dr. Nemechek en la UCLA era sobrino de Albert Einstein, quien lo alentó a adentrarse en el campo particularmente complejo de la medicina del VIH, que era el misterio médico de esa época, donde el Dr. Nemechek tendría la desafiante libertad de salvar vidas.

Mientras estuvo en la UCLA, el Dr. Nemechek fue reconocido con el Premio Robert S. Mosser a la Excelencia en Medicina Interna por su destacada actuación académica y su papel instrumental en el inicio de la primera clínica de VIH de la UCLA en el Kern Medical Center, Bakersfield, California.

En 1994, el Dr. Nemechek se mudó a Kansas City, Missouri, donde abrió un centro de tratamiento e investigación del VIH llamado Nemechek Health Renewal.

Fue en este punto que el Dr. Nemechek comenzó a trabajar formalmente como "científico-médico" de medicina interna con formación clásica, ingresando en el campo del VIH cuando no había pruebas de diagnóstico, ningún tratamiento ni respuestas.

Esas primeras décadas transformaron al Dr. Nemechek en un innovador que siguió las últimas investigaciones, analizó problemas a nivel celular y metabólico, y se convirtió en uno de los primeros médicos en descubrir formas de tratar el síndrome de desgaste, así como otros problemas complejos relacionados con el VIH.

El enfoque innovador del Dr. Nemechek a las complejidades de la enfermedad del VIH le valió honores como ser escogido como "Sitio de excelencia clínica" por Bristol Myers Squibb Company y KPMG Peat Marwick, siendo nombrado uno de los mejores médicos de VIH en los EE. UU. por la revista POZ y merecedor de varias nominaciones para el Premio Small Business of the Year otorgado por la Cámara de Comercio de Greater Kansas City.

Durante sus veinte años en el Medio-Oeste, el Dr. Nemechek fue autor o coautor de 72 resúmenes científicos y publicaciones, participó en 41 estudios clínicos diversos y en 1999 se convirtió en investigador fundador de VIH Research Network, un consorcio de 18 universidades diferentes e instalaciones del tratamiento del VIH financiadas por el Departamento de Salud y Servicios Humanos de EE.UU.

Él ha formado parte de numerosas juntas editoriales, profesionales y asesoras, y ha fundado dos organizaciones de defensa de la salud del VIH sin fines de lucro: Bakersfield Aids Foundation y Fight Back KC.

En 2004, muchos de los pacientes con VIH del Dr. Nemechek se mantuvieron estables y llevaban vidas normales; pero extrañamente estaban empezando a morir por eventos cardíacos repentinos debidos a la neuropatía autónoma cardíaca (CAN).

El Dr. Nemechek se propuso aprender más sobre fenómenos letales, y en 2006, compró una nueva tecnología llamada análisis espectral que le permitió sintonizar la señal de comunicación entre el corazón y el cerebro, cuantificando el equilibrio y el tono de las dos ramas del sistema nervioso autónomo.

El Dr. Nemechek recibió capacitación adicional en pruebas y análisis autonómicos en la Universidad de Lisboa, en Lisboa, Portugal, una de las principales instalaciones de investigación autónoma en el mundo.

El Dr. Nemechek ahora ha realizado y analizado miles de patrones de daño autonómicos. Cuanto más aprendió sobre el campo de la Medicina Autónoma, se dio cuenta em mayor medida de que es la falla del cerebro lo que pone en movimiento la falla del cuerpo.

Con su extensa experiencia en investigación, en metabolismo, inmunología y el sistema nervioso autónomo, el Dr. Nemechek regresó a su estado natal de Arizona en 2010 con su esposa Jean y abrió el Nemechek Consultative Medicine, una práctica de interna y medicina autónoma.

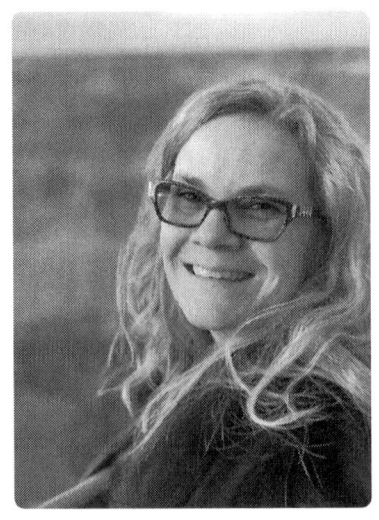

Jean Nemechek está especialmente calificada para dirigir el negocio y es coautora con el Dr. Nemechek; ya se graduó con una B.A. en Comunicaciones, un B.S. en Periodismo de la Universidad de Kansas (1988, 1989) y un Doctorado en Jurisprudencia de Washburn School of Law (1993).

Después de mudarse a su hogar en Arizona, el Dr. Nemechek, una vez más, trataba a niños y adultos de todas las edades por cuestiones de rutina. Le sorprendió lo increíblemente enfermiza que se había vuelto la población en pocas décadas. Al parecer, la continuidad de los padecimientos había avanzado unos cuarenta años, y las enfermedades que una vez afectaron solo a los ancianos, se producían rutinariamente en la mediana edad o al principio de la edad adulta.

El Dr. Nemechek podía recordar cuando era un estudiante de medicina y su instructor lo llamó a una sala de examen para ver a una persona de cincuenta años que tenía diabetes. Era desconocido en aquellos días, tener a alguien "tan joven" con diabetes tipo II. Trágicamente, esa complicación es ahora bastante común en la mediana edad, ya que nos hemos vuelto colectivamente enfermos y viejos a un ritmo acelerado.

Asimismo, se dio cuenta de que muchos de sus pacientes de rutina sufrían las primeras etapas de la enfermedad y la disfunción autónoma (acidez estomacal, dolores de cabeza, fatiga), sobrecrecimientos bacterianos en el intestino delgado (SIBO); y respectivamente, también sus hijos estaban experimentando cada vez más síntomas que surgen de la disfunción autónoma y SIBO (ansiedad, ADD, autismo y problemas digestivos e intestinales).

Y es entonces, cuando el Dr. Nemechek comenzó, una vez más, a hacer historia. Sabía que tenía que cambiar la práctica de la medicina moderna a los objetivos de sanar al convaleciente y revertir la enfermedad. Comenzó a acercarse a sus pacientes habituales con el mismo ángulo investigativo que una vez hizo con el VIH, y fue más allá de las etiquetas de éste, para comprender y resolver el problema subyacente.

El Dr. Nemechek comenzó a utilizar todas las herramientas científicas y médicas disponibles para inducir al sistema nervioso y los órganos a repararse a sí mismos, normalizando los mecanismos de control de la inflamación, induciendo la producción natural de células madre y reactivando los mecanismos restauradores innatos.

Comenzando en 2010, se embarcó en un camino extraordinario que implicaba alterar y mejorar las bacterias intestinales y reducir las citoquinas proinflamatorias dentro del sistema nervioso central; y fue testigo de una recuperación sin precedentes en las cinco etapas de la disfunción autónoma sin medicación a largo plazo. Esto es inaudito en nuestro tiempo.

A medida que pasaron los años, el Dr. Nemechek también comenzó a trabajar con varios atletas profesionales, actuales y anteriores, cuyos síntomas cerebrales se resolvieron con el (Autonomic Advantage ™ Brain Chase Recovery Program). Comenzó a ofrecer opiniones expertas sobre Medicina Autónoma en el Tribunal Federal de Demandas Federales, incorporando medicina bioeléctrica; específicamente, electromodulación del nervio vago con sus pacientes.

El Dr. Nemechek descubrió que la clave del tratamiento y la reversión de muchas de las enfermedades comunes que afectan a las personas actualmente, es revertir la disfunción del sistema nervioso autónomo en combinación con la renovación de la producción de células madre y la neurogénesis a través de la reducción de la inflamación metabólica.

Debido a sus esfuerzos y experiencias profesionales, el Dr. Nemechek inventó un programa eficaz para prevenir, reducir o revertir el daño del sistema nervioso autónomo a través de una combinación de suplementos neuroquímicos naturales, medicamentos recetados a corto plazo, restricciones dietéticas y neuro-modulación del nervio vago.

El enfoque de tratamiento del Dr. Nemechek es extremadamente efectivo en la recuperación de la función autónoma de una variedad de condiciones neuro-inflamatorias, incluyendo lesión cerebral traumática, conmoción cerebral, Encefalopatía Traumática Crónica (ETC), Síndrome Post-Conmoción cerebral (SPC), enfermedad de Alzheimer, enfermedad de Parkinson, temblor esencial , Trastorno Por Estrés Postraumático (TEPT), depresión crónica, epilepsia resistente al tratamiento, autismo, retraso en el desarrollo, síndrome de Asperger, y trastornos sensoriales y motores.

En el año 2016, presentó una solicitud de patente para proteger su revolucionaria fórmula que ahora se conoce como "Protocolo Nemechek ™" o el Protocolo Nemechek para la recuperación autónoma (patente pendiente).

En respuesta a su experiencia única en autonomía clínica y al desarrollo del Protocolo Nemechek ™ para la Recuperación Autónoma (pendiente patente), la práctica fue renombrada (dba) Medicina Autónoma Nemechek en 2017.

Este libro explica las principales herramientas utilizadas por el Dr. Nemechek en su trabajo fundamentado en pacientes con retraso autista y de desarrollo en su práctica médica, usando ciertas partes de Protocolo Nemechek ™. Su enfoque con estos pacientes ahora también se conoce comúnmente como "Protocolo Nemechek ™ para el autismo", y se ha extendido por todo el mundo.

1

ESTABLECIENDO LA ETAPA PARA EL AUTISMO

SOBRECRECIMIENTO BACTERIANO, MICROGLIA ESTIMULADA E INFLAMACIÓN

Existe una creciente evidencia científica de que un desequilibrio de bacterias intestinales junto con una inflamación excesiva en el cerebro, son los responsables de las características asociadas con el autismo, así como el ADD/ADHD, trastornos del estado de ánimo y retraso en el desarrollo de los niños.

DESARROLLO CEREBRAL NORMAL

El protocolo Nemechek ™ puede ayudar a solucionar muchos de los problemas de la infancia debido a que todos tienen orígenes similares; específicamente, un crecimiento excesivo de bacterias intestinales y múltiples mecanismos que alimentan la inflamación.

El desarrollo cerebral normal requiere un entorno saludable para que el cerebro se desarrolle completa y rápidamente. Un niño nace con aproximadamente 100 mil millones de neuronas, y este número debe haberse reducido a 50 mil millones de neuronas para cuando tenga 18 años.

La falla en recortar las neuronas lo suficientemente rápido, puede conducir a problemas de desarrollo. Si la falla en el corte es leve y las neuronas simplemente no se recortan a la debida velocidad, a menudo nos referimos a esto como un retraso en el desarrollo. Si el proceso de corte neuronal se ha ralentizado severamente, o incluso, se ha detenido por completo, el niño puede ser clasificado como con retraso mental. La causa común de la reducción neuronal alterada proviene del funcionamiento defectuoso de un glóbulo blanco especializado del sistema nervioso central, conocido como microglía.

La microglía a menudo se conoce como el "maestro jardinero" porque uno de sus roles principales es atender a las neuronas que se ramifican a través del cerebro como las ramas de las plantas en todo el jardín. La microglía atiende a las ramas de las neuronas, ya sea podándolas (deshaciéndose de ellas), o protegiéndolas y reparándolas.

El desarrollo y la distribución de las neuronas se considera algo aleatorio ya que el cerebro del niño tiene que descubrir una conexión entre los movimientos corporales y la función cerebral.

El proceso de desarrollo implica formar los caminos que permitan que su hijo pueda seguir su cara con los ojos, o darse la vuelta en la cuna. Estos comportamientos ocurren solo cuando el cerebro del niño encuentra las neuronas que conectan el pensamiento (seguir la cara de la madre) con la acción (mover los ojos y la cabeza).

La microglía percibe que estas vías neuronales son importantes, y comienza a nutrirlas y protegerlas. Si otras neuronas no se usan de manera significativa, con el tiempo se eliminarán como exceso. El proceso de reducir las neuronas excesivas es necesario para que el cerebro sobreviva. Las neuronas consumen grandes cantidades de energía. Es ineficaz para el cuerpo humano gastar energía en vías que no son importantes para la supervivencia.

En el momento del nacimiento, el cerebro consume casi el 85% de todo el oxígeno y las calorías, mientras que se "reducen" a una masa de 18 años que solo consume el 20%. Desde un punto de vista evolutivo, este es un porcentaje mucho más manejable.

El proceso de reducción neuronal continúa a lo largo de la vida del niño a medida que aprende a gatear, pararse, hablar, caminar, correr, leer, calcular y madurar hasta convertirse en adultos jóvenes.

Las microglías no solo recortan y mantienen la secuencia normal de maduración, sino que también ayudan a reparar las lesiones cerebrales que pueden abarcar lesiones físicas (conmociones cerebrales y subculturales), emocionales (bullying, miedo intenso) e inflamatorias (cirugía, fracturas, vacunaciones), traumas.

Desafortunadamente, la función de microglía puede alterarse por la filtración de LipoPoliSacárido (LPS), un fragmento de membranas celulares bacterianas que se filtra al torrente sanguíneo cuando se produce un sobrecrecimiento bacteriano del intestino delgado. La microglía alterada por LPS se conoce como microglía estimulada.

MICROGLÍA Y DESARROLLO CEREBRAL ANORMAL

En el útero, el tracto intestinal de un niño no contiene bacterias. Es solo después de que nace que el tracto intestinal de un éste se coloniza con la mezcla de bacterias de su madre.

Independientemente de si el parto es vaginal o por cesárea, la mezcla bacteriana intestinal del infante coincide con la mezcla bacteriana de la madre. Si la mezcla bacteriana de la madre se redujo un poco, la mezcla bacteriana del niño también disminuirá un poco.

Pero el problema bacteriano no es solo un asunto de madre a hijo; ambos padres contribuyen de diferentes maneras. Qué bacteria crecerá en exceso, o qué harán esas bacterias una vez que crezcan demasiado, puede ser determinado por los genes aportados por la madre o el padre.

Es una combinación compleja de la mezcla bacteriana de la madre que puede funcionar mal de acuerdo con las instrucciones genéticas del padre.

Muchos, si no la mayoría de las personas, tienen mezclas anormales de bacterias intestinales hasta cierto punto. Si la bacteria intestinal recién colonizada del niño está desequilibrada, puede ocurrir sobrecrecimiento bacteriano (SIBO) poco después del nacimiento. Y dependiendo de la gravedad del sobrecrecimiento bacteriano, el deterioro de la reducción microglial puede comenzar poco después del nacimiento.

En otros niños, su mezcla bacteriana puede estar levemente desequilibrada y ser incapaz de desencadenar un deterioro del proceso de reducción de microglía.

Su mezcla bacteriana puede requerir un impulso adicional en el desequilibrio bacteriano completo a partir de una ronda de antibióticos, antiácidos, cirugía o una vacuna.

UNA DESCRIPCIÓN SIMPLE DEL SOBRECRECIMIENTO BACTERIANO

El crecimiento excesivo bacteriano es una condición donde las bacterias propias del niño que solo deben residir en el fondo de su colon, se han replicado y migrado al intestino delgado.

Esta es una interrupción masiva en el sistema bacteriano intestinal normalmente equilibrado. Las bacterias del colon son muy diferentes de las bacterias que viven en el intestino delgado.

Los dos tipos de bacterias son tan diferentes que les explico a mis pacientes que un tipo es como los pájaros (los residentes normales del intestino delgado), y el otro, es como los peces (los residentes normales del colon).

La acidez de sus respectivos ambientes y la motilidad del tracto intestinal parecen ser las principales razones por las cuales estas dos tipologías de bacterias permanecen separadas.

El intestino delgado es un ambiente relativamente ácido, mientras que el colon (intestino grueso) es mucho más alcalino.

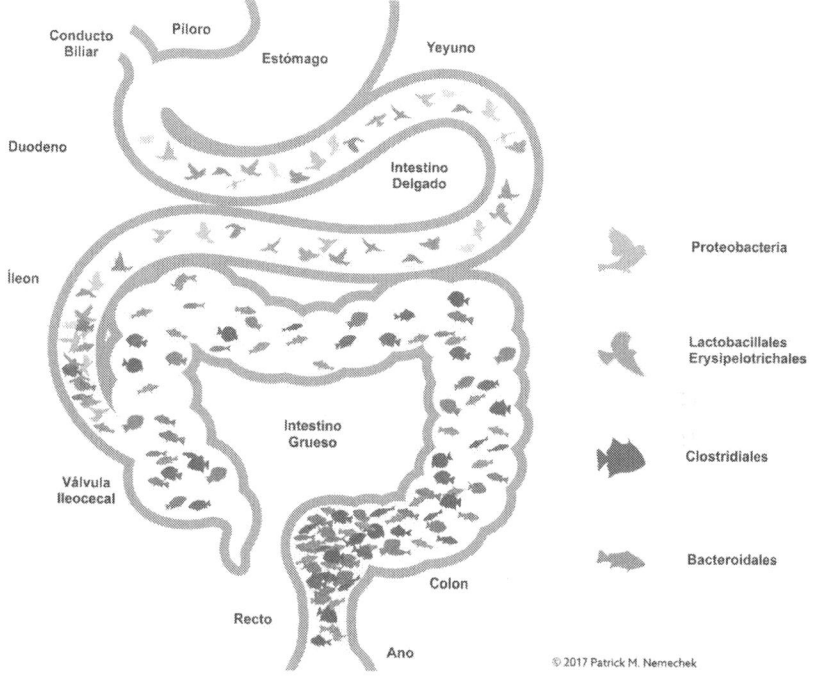

Equilibrio bacteriano intestinal normal

Además, hay una diferencia muy grande en la concentración de las bacterias. Para cada bacteria de "ave" individual en el intestino delgado superior, normalmente hay cien millones de "peces" que viven en la parte más baja del colon. Esa es una gran diferencia.

El sobrecrecimiento bacteriano ocurre cuando la bacteria "pez" migra hacia el tracto intestinal y comienza a convivir con los "pájaros". Todos entienden que los peces no deberían vivir con pájaros.

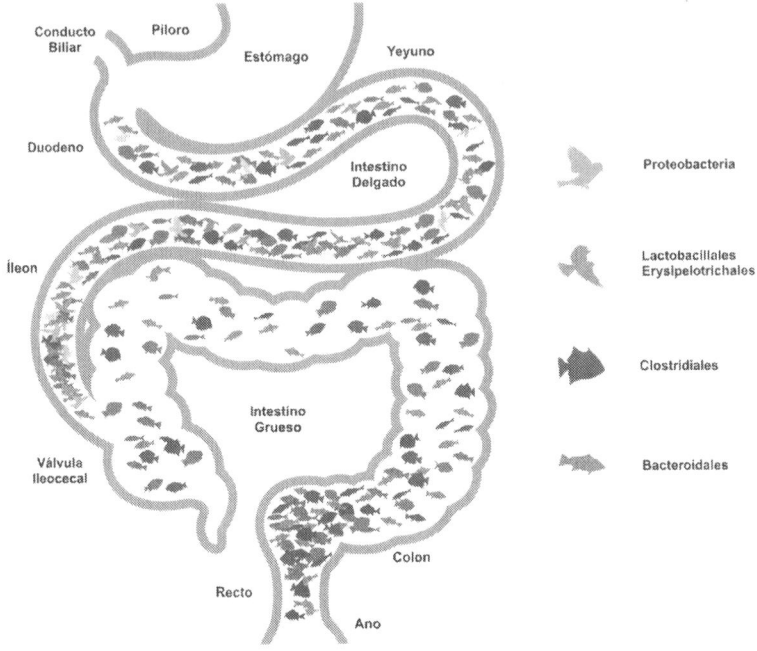

Sobrecrecimiento bacteriano del intestino delgado

Después de que hayan migrado al intestino delgado, las bacterias del colon pueden crear inflamación, influir en el comportamiento celular, producir ácido, emitir toxinas y gases, excitarse o reaccionar a diferentes alimentos (tomates, plátanos, leche, cítricos, etcétera), causar trastornos en la piel (eczema, urticaria, erupciones) y envíar señales al cerebro a través del sistema nervioso autónomo que interrumpe el funcionamiento cerebral, el del cuerpo y las células.

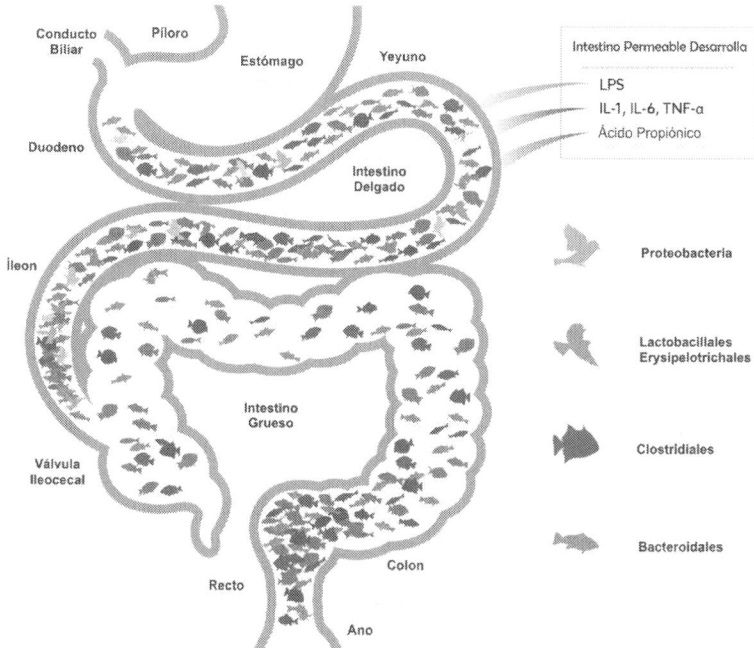

Cuando se produce un sobrecrecimiento bacteriano, fragmentos de la membrana celular de las bacterias llamados LipoPoliSacáridos (LPS) se filtran al torrente sanguíneo y fluyen hacia el cerebro donde el LPS altera la función de un glóbulo blanco especial conocido como microglía.

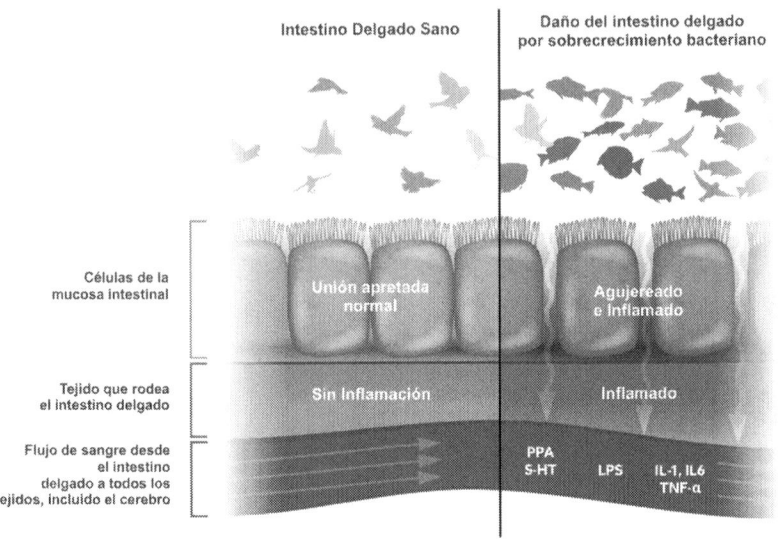

PPA: Ácido Propiónico   S-HT: Serotonina
LPS: Lipopolisacárido   IL-1, IL-6, TNF-α: Citoquinas Inflamatorias

© 2017 Patrick M. Nemechek

Llamamos a estos microglios alterados "microglía estimulada" y su función cambia de una célula útil que repara las neuronas dañadas en una célula no saludable que impide el desarrollo normal.

Si el sobrecrecimiento bacteriano y el LPS ocurren en el momento del nacimiento o más tarde, a medida que el niño crece, cada vez que la fuga de LPS comienza en serio, es cuando se inicia la depuración neuronal inadecuada y el deterioro del desarrollo cerebral.

Sobrecrecimiento ➡ Fugas de LPS ➡ Microglia Preparada

Además de la discapacidad, una tendencia reciente que hemos visto en las últimas décadas es el impedimento de reparar el cerebro por completo después de las lesiones comunes que sufren los niños. Las lesiones infantiles comunes a las que me refiero, incluyen lo que solían ser caídas y golpes normales e insignificantes en la cabeza, que experimentan todos los niños al gatear, caminar, jugar, interactuar con sus hermanos y explorar su entorno.

A menudo, hay un niño llorando en la reunión familiar o en el parque porque se ha golpeado la cabeza mientras juegan. Este es un tipo de lesión normal de la que usualemente suelen recuperarse completamente de forma automática.

Los niños llorarían por un tiempo, se consolarían, se calmarían, y entonces estarían bien. Ahora entendemos que esas simples lesiones en la cabeza probablemente causarán un daño cerebral menor que se repararía por completo con una microglía saludable. Desafortunadamente, la misma lesión menor no es reparada completamente por la microglía estimulada que habita en el cerebro de un niño que tiene crecimiento excesivo bacteriano. El sobrecrecimiento bacteriano de su intestino delgado interfiere con la reparación cerebral después de un golpe o caída porque la microglía ya no está en modo reparación, sino que la microglía estimulada se ha convertido a un modo que causa daño.

Sobrecrecimiento bacteriano y recapitulación de microglía:

- La microglía útil y normal nos ayuda a desarrollarnos normalmente durante la infancia.
- Las bacterias colónicas (peces) migran demasiado alto al intestino delgado (aves).
- Sobrecrecimiento bacteriano = cuando las bacterias del colon (peces) están viviendo con las bacterias del intestino delgado (aves).
- El sobrecrecimiento bacteriano provoca una fuga de LPS, que cambia la función de la célula a "Microglía estimulada"
- La microglía estimulada ya no es útil, las microglias estimuladas son dañinas.

- La microglia estimulada no realiza una reducción neuronal normal ni repara las lesiones cerebrales.

LA MICROGLÍA ESTIMULADA AMPLÍA EL DAÑO Y LIMITA LA RECUPERACIÓN

La microglía estimulada también empeorará el grado de daño causado por la lesión y evitará que las células madre y otros mecanismos de reparación subsanen por completo el daño cerebral que se habría remediado por completo en un cerebro sano con una microglía de funcionamiento normal.

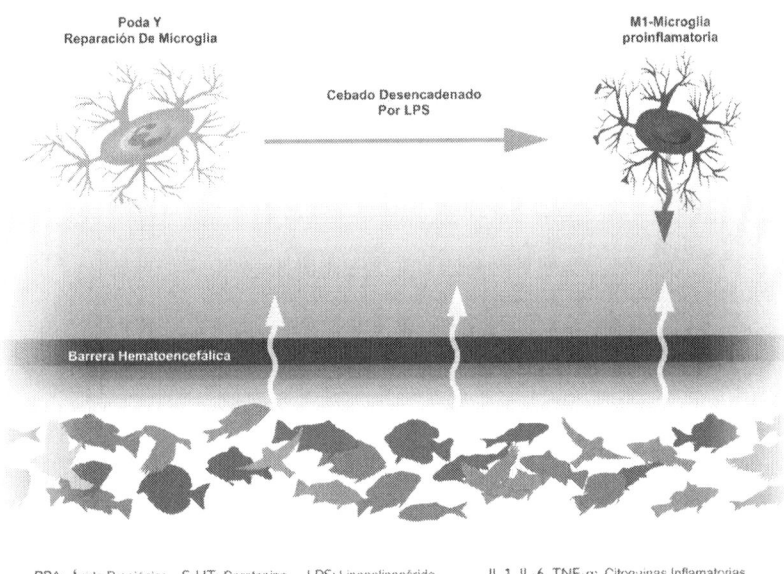

PPA: Ácido Propiónico   S-HT: Serotonina   LPS: Lipopolisacárido   IL-1, IL-6, TNF-α: Citoquinas Inflamatorias

El deterioro de la microglía también puede ser responsable de la estructura anormal de la sustancia blanca en el cerebro que parece estar asociada con los trastornos de la percepción sensorial.

Más daño y menos recuperación, son las características distintivas de un proceso patológico llamado Lesión Cerebral Acumulativa o LCA.

ESTABLECIENDO LA ETAPA PARA EL AUTISMO | 11

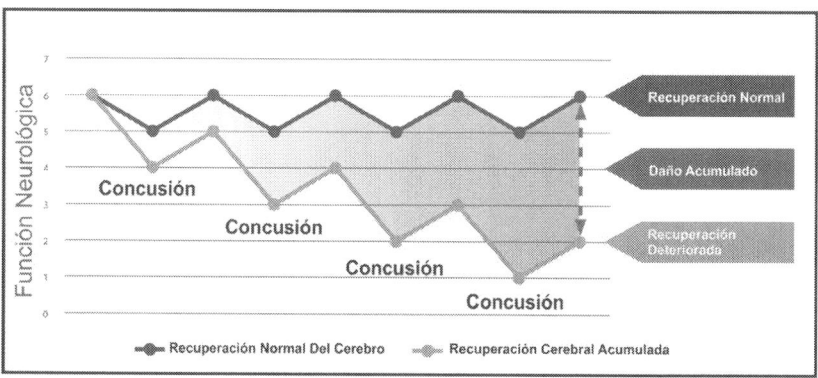

La Lesión Cerebral Acumulada por microglía estimulada se está produciendo de manera epidémica en toda la población, y es la característica predominante detrás de los problemas bien publicitados de los jugadores de fútbol profesionales que contraen la Encefalopatía Traumática Crónica (ETC).

La lesión cerebral acumulativa no solo se desarrolla a partir de lesiones físicas, sino también a causa de lesiones emocionales e inflamatorias (cirugía, fracturas, vacunas).

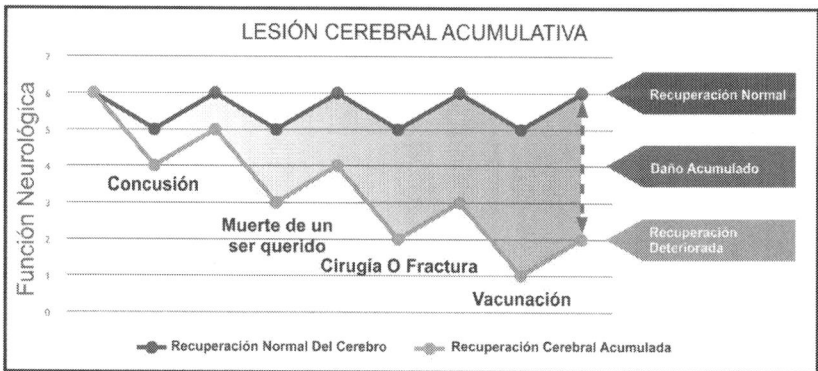

Además de la microglía estimulada que no reduce correctamente y causa diversos grados de retraso en el desarrollo, el efecto acumulativo de lesión cerebral de la microglía estimulada también permite que lesiones cerebrales pequeñas se acumulen sobre lesiones cerebrales no resueltas previamente.

Este daño acumulativo produce condiciones tales como el Trastorno por Déficit de Atención (TDA), la hiperactividad, los dolores de cabeza, la ansiedad y la depresión crónica.

> Microglia Preparada ➡ Retraso En El Desarrollo + Lesión Cerebral Acumulativa

Si es lo suficientemente malo, el proceso de sobrecrecimiento bacteriano desencadenará un retraso en el desarrollo que puede ser leve o severo. Además de este retraso en el desarrollo, también puede haber otras afecciones, como ADD, ADHD, movimientos inquietos, caminar con los dedos de los pies, dolores de cabeza y ansiedad que provienen de la lesión cerebral acumulativa del niño.

El aumento de la inflamación dentro del sistema nervioso central también disminuye el umbral convulsivo y aumenta tanto la probabilidad como la frecuencia de las convulsiones. Este efecto se ve en su forma más benigna, que se llama convulsiones febriles.

> Aumento De La Inflamación ➡ Mayor Probabilidad De Ataque

Una convulsión febril es una convulsión menor e inofensiva en niños pequeños que solo dura unos minutos y ocurre cuando el niño tiene fiebre. Este es un evento "inesperado" en un niño saludable.

En esta situación, el niño desarrolla una respuesta inflamatoria y fiebre después de contraer una infección viral común. La inflamación disminuye el umbral convulsivo causando que el niño tenga una convulsión.

Estas convulsiones no regresan a menos que la fiebre y la reacción inflamatoria ocurran nuevamente. Afortunadamente, los niños crecen fuera de este patrón una vez que su sistema nervioso madura aún más.

El sobrecrecimiento bacteriano, la filtración de LPS, la microglía estimulada, la lesión cerebral acumulativa y el aumento de la inflamación han establecido el escenario en el niño y todo lo que se necesita es un giro patológico más y se produce el autismo.

La característica que convierte a un niño con retraso en el desarrollo, TDA, dolores de cabeza y ansiedad en un niño que desarrolla autismo, es la producción de un ácido graso de cadena corta llamado ácido propiónico.

2

DESLIZAMIENTO AL AUTISMO

EL EFECTO SEDANTE DEL ÁCIDO PROPIÓNICO

Hay miles de especies bacterianas diferentes dentro del colon que pueden fluir potencialmente al intestino delgado y comenzar a crecer en exceso.

Algunas de estas bacterias provienen de la familia clostridium, y cuando existe sobrecrecimiento bacteriano se les da la oportunidad de crecer fuera de control y pueden producir grandes cantidades de ácido propiónico.

El ácido propiónico actúa como un medicamento cuando hay suficiente en el cuerpo. Cuando los niveles de ácido propiónico aumentan en los cerebros de los animales, éstos comienzan a comportarse de manera extraña como si estuvieran intoxicados por un medicamento.

El mismo efecto ocurrirá con los niños cuando su tracto intestinal esté cubierto de suficientes bacterias productoras de ácido propiónico. El estado estuporoso del ácido propiónico puede ocurrir en algunos niños poco después del nacimiento.

Otros infantes pueden comenzar a alcanzar sus hitos normales y es solo después de un tratamiento con antibióticos, un procedimiento quirúrgico, un fuerte antiácido o una vacuna, que sus bacterias intestinales se vuelven más fuera de control con el resultado de un aumento en la producción de ácido propiónico.

Cuando esto ocurre, los padres ven un cambio repentino en la conducta y el comportamiento del niño.

Un niño que podría haber mostrado algunos indicios de problemas de desarrollo (por ejemplo, no hablar o gatear tan pronto como su hermano) deja repentinamente de interactuar con su entorno. No nota o percibe la presencia de las personas a su alrededor y pueden dejar de hablar por completo.

Estos niños acaban de ser drogados con ácido propiónico porque algunos factores externos empeoraron el grado de sobrecrecimiento bacteriano y lo cambiaron de una mezcla bacteriana con el potencial de producir ácido propiónico en uno que ahora genera grandes cantidades de ácido propiónico.

El niño está esencialmente drogado con ácido propiónico y este estado médico se conoce como encefalopatía tóxica.

La transición al autismo comienza siempre que los niveles de producción de ácido propiónico sean lo suficientemente altos como para saturar el cerebro del niño y hayan comenzado su efecto sedante sobre el comportamiento de éste.

El momento de ese aumento de ácido propiónico explica por qué muchos padres notifican que observaron el cambio de su hijo ante sus ojos, mientras que otros informaron que su hijo había demostrado autismo y otras características de desarrollo desde el nacimiento.

Aunque un niño recién nacido adopta la mezcla bacteriana intestinal de su madre al nacer, a menudo se involucran muchos otros factores para que ingrese al autismo.

Esos otros factores que influyen en la combinación bacteriana del niño podrían incluir una estancia en la Unidad de Cuidados Intensivos Neonatales (UCIN), un procedimiento quirúrgico para reparar un agujero en el corazón o estenosis pilórica o la madre que requirió antibióticos IV justo antes del parto para evitar el grupo B estrep. El estreptococo (GBS) puede infectar al niño (la infección por GBS puede causar abortos espontáneos, muerte fetal o muerte después del nacimiento).

El padre de un niño puede contribuir al riesgo de éste a desarrollar autismo al aportar genes que (1) pueden favorecer el crecimiento excesivo de la bacteria Clostridium productora de propiónico ó (2) conducir a microglía que son más sensibles a los efectos primarios del LPS.

> **Autismo = Madre (Produce sobrecrecimiento bacteriano propiónico + genes)**
> **+ Padre (genes)**
> **+ Otros Eventos**

La diferencia entre un niño con problemas de desarrollo y ADD, en comparación con un niño con autismo, problemas de desarrollo y ADD, es la producción de grandes cantidades de ácido propiónico.

Y la diferencia entre ambos ejemplos en comparación con un niño sin evidencia de autismo, retraso en el desarrollo o cualquier efecto de lesión cerebral acumulativa (ADD, ansiedad o dolores de cabeza) es la salud de la microglía dentro del cerebro del niño.

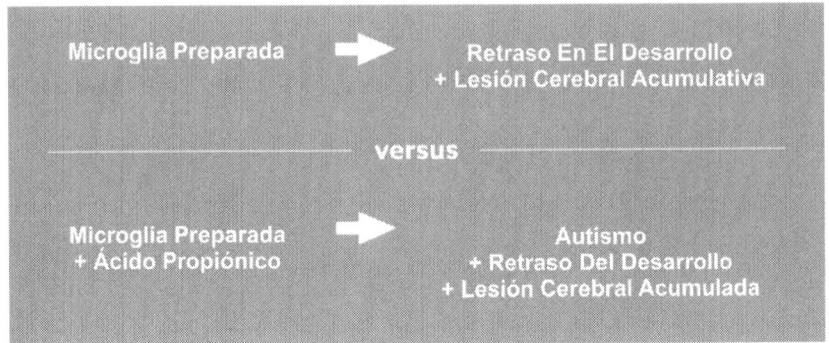

Una vez que el sobrecrecimiento bacteriano se revierte y los niveles de ácido propiónico disminuyen, los niños son liberados de la prisión tóxica y estúpida en la que han quedado atrapados. Me refiero a esto como "el período de despertar" en mis pacientes.

Durante el período de despertar, el niño puede volverse más enérgico y alerta. Este despertar puede manifestarse como un lapso de tiempo en el que está más atento y consciente de su entorno, más interactivo y aún más tranquilo.

Por otro lado, algunos niños en el período de despertar demostrarán el verdadero alcance de sus problemas de desarrollo subyacentes, la disfunción del sistema nervioso autónomo y su lesión cerebral acumulativa.

Estos niños despiertos pueden parecer más ávidos, tener un comportamiento más estimulante, actuar más ansiosos o agresivos y dormir menos. Esto no es un empeoramiento de su autismo, como muchos temen, sino que es un niño que ahora está completamente alerta sin los efectos sedantes del ácido propiónico.

Afortunadamente, el cerebro tiene una notable capacidad para comenzar a recortar las neuronas y ponerse al día en el desarrollo, así como para reparar el daño acumulativo subyacente de las lesiones pasadas.

A menudo digo que el proceso de ponerse al día en el desarrollo y reparar las lesiones cerebrales subyacentes es como ver crecer tu cabello, es un proceso lento pero constante.

Día a día se produce una recuperación invisible, pero antes de que te des cuenta se gana un nuevo comportamiento o un hito.

Le recuerdo a las familias de mis pacientes que este es un proceso de reparación del cerebro a largo plazo. Las ganancias que hemos visto en el Protocolo Nemechek ™ no tienen paralelo; estamos en un territorio completamente desconocido porque el alcance de esta recuperación ha demostrado que muchas teorías sobre la imposibilidad de la recuperación neurológica son completamente erróneas.

En el futuro, creo que el sobrecrecimiento bacteriano puede ser responsable de la producción de una variedad de otras encefalopatías tóxicas.

Varios ejemplos de lo que he visto en mis pacientes es su recuperación de la tartamudez, la ansiedad intensa, el insomnio, las migrañas, la dislexia, los tics y el hipo crónico a las pocas semanas de restablecer el equilibrio intestinal. Cada uno de estos trastornos podría ser desencadenado por un producto químico inusual producido por una cepa única de bacterias sobrecrecidas.

INFLAMACIÓN Y ANOMALÍAS GENÉTICAS

Está bastante claro que el autismo y otros trastornos generalizados del desarrollo están aumentando en incidencia y que la amplia variedad de mutaciones genéticas en ciertos casos tiene un impacto directo en las características de estos trastornos.

El autismo está asociado con una amplia variedad de mutaciones genéticas que forman la base del autismo, con cientos de genes que proporcionan diversos grados de riesgo.

Algunos de estos genes también se entienden como factores de riesgo para otros trastornos del desarrollo.

Mientras que algunos genes del autismo tienen un significado funcional obvio (SHANK, neuroliginas y neurexinas, síndrome frágil x, proteínas asociadas al retraso mental), muchos genes del autismo no presentan un mecanismo claro de disfunción. La importancia clínica de estos genes no asociados aún no se ha determinado.

Cuando se habla del impacto de la genética sobre cualquier trastorno médico que está aumentando en frecuencia, se debe tratar de comprender si estos genes son nuevos dentro del individuo afectado (como puede suceder con la exposición a la radiación o la exposición a un fármaco durante el embarazo) o si los genes eran preexistentes, pero latentes, en el padre donante de quien se traspasaron.

La inflamación puede jugar un papel en genes nuevos o inactivos. Los niveles elevados de citoquinas proinflamatorias son capaces de activar genes que han permanecido inactivos en las generaciones precedentes.

La inflamación sistémica también puede afectar la capacidad de las células madre para madurar adecuadamente y causar una copia errónea del ADN ("errores tipográficos" genéticos) especialmente cuando el niño se está desarrollando dentro del útero.

En cualquier caso, es más que probable que las generaciones anteriores no tuvieran la prevalencia de autismo tan alta como lo hacemos hoy porque vivían en un ambiente que producía mucha menos inflamación dentro de sus cuerpos.

Antes del nacimiento, las citoquinas inflamatorias capaces de causar mutaciones o activar genes preexistentes se producen dentro del cuerpo de la madre y pueden influir en el desarrollo o la activación del ADN celular del feto.

Las fuentes de inflamación dentro de las mujeres embarazadas y los recién nacidos incluyen:

1. Microglía del Sistema Nervioso Central (SNC) con sobrecrecimiento bacteriano
2. Consumo deficiente de ácidos grasos Omega-3 en la dieta
3. Consumo excesivo de ácidos grasos Omega-6 en la dieta
4. Daño al Sistema Nervioso Autónomo y al Reflejo Inflamatorio Vago
5. Ingestión excesiva de ácidos grasos saturados
6. Ingestión excesiva de carbohidratos procesados
7. Ingestión de productos finales de glicación avanzada (AGE)
8. Exposición al tabaco de primera o segunda mano
9. Trastornos autoinmunes
10. Uso probiótico

Esta es una extensa lista de fuentes de inflamación metabólica, pero los números 1 a 4 son los factores más comunes que parecen afectar la salud de los pacientes, tanto jóvenes como adultos, que veo en mi práctica.

La reducción de esas fuentes de inflamación tanto en los niños como en las mujeres embarazadas puede tener dos propósitos distintos con respecto al desarrollo del autismo.

En las mujeres embarazadas, una menor inflamación sistémica permitirá que las células madre neuronales se desarrollen correctamente y de manera más completa; y por lo tanto, disminuiría la probabilidad de que se activen o creen mutaciones genéticas.

En los niños, una menor inflamación sistémica permitirá que la microglía y los mecanismos de reparación celular funcionen de manera más normal y efectiva, promoviendo la reducción neuronal y un ritmo normal de desarrollo.

Las reducciones significativas de la inflamación dentro del niño también pueden permitir que los genes anormalmente activados se apaguen y dejen de causar daño al individuo.

3
EL ESPECTRO INFLAMATORIO-NEUROTÓXICO

Históricamente, cuando los científicos intentaron comprender ciertos comportamientos anormales en individuos, agruparon a los pacientes bajo un cierto título en función de su comportamiento anormal particular observado.

Su enfoque no es muy diferente a tratar de descubrir un rompecabezas de 1.000 piezas.

La mayoría de nosotros comenzará a organizar las piezas del rompecabezas de acuerdo con ciertas características, como un color particular, patrones o piezas que abarcan el borde medio o plano del rompecabezas.

Hacer esto nos ayuda a dar sentido a una gran variedad de piezas aparentemente no relacionadas.

Un ejemplo del enfoque de rompecabezas se basa en el comportamiento emocional anormal observado en términos como depresión, ansiedad, esquizofrenia, psicosis y trastornos de la personalidad.

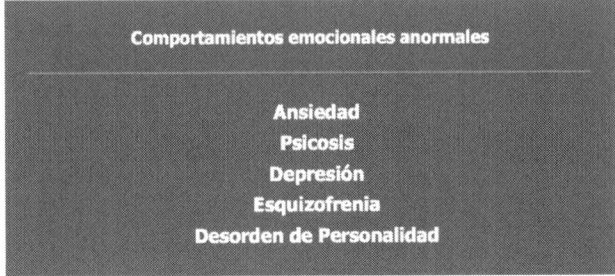

Otra agrupación basada en las características observadas son los trastornos del desarrollo que afectan a los niños.

LOS DIAGNÓSTICOS DE DESARROLLO SE BASAN EN COMPORTAMIENTOS OBSERVADOS

El rompecabezas del desarrollo consiste en trastornos observados del espectro autista (autismo, síndrome de Asperger o trastorno generalizado del desarrollo no especificado), trastornos generalizados del desarrollo (retrasos en el desarrollo de múltiples funciones básicas), trastornos específicos del desarrollo (retrasos en solo un área específica) y otros trastornos del neurodesarrollo, como la Lesión Cerebral Traumática (LCT) y los trastornos de déficit de atención (ADD, ADHD).

Este sistema funciona bien, en el sentido de que una amplia variedad de investigaciones ha demostrado que este enfoque de tratamiento particular puede ayudar a un aspecto del trastorno del desarrollo más que a otro.

También sirve como plataforma para ayudar a administrar la distribución de recursos de apoyo (terapeutas, atención médica, asistencia escolar, etc.) de manera más eficiente.

El problema es que este enfoque organizacional observado no es útil cuando se trata de comprender la causa subyacente de muchos trastornos del desarrollo de los niños.

UN PROCESO PATOLÓGICO COMÚN PARA MUCHOS TRASTORNOS DEL DESARROLLO

Una amplia gama de estudios describe un proceso en el cual la combinación de funcionamiento anormal de microglía (glóbulos blancos) y niveles elevados de citocinas proinflamatorias dentro del sistema nervioso central desempeñan un papel importante en el desarrollo de una amplia gama de trastornos neurológicos tanto en adultos como en niños.

En adultos, la activación anormal de microglía y citocinas elevadas se asocia con un mayor riesgo de desarrollar enfermedad de Alzheimer, enfermedad de Parkinson, Esclerosis Lateral Amiotrófica (ELA), degeneración macular, epilepsia resistente al tratamiento, depresión crónica y trastorno de estrés postraumático, síndrome de conmoción cerebral, así como la Encefalopatía Traumática Crónica (ETC) en los atletas.

En los niños, este mismo proceso patológico se asocia con el desarrollo deteriorado de la arquitectura cerebral fundamental, la neurona y la reducción sináptica (retraso del desarrollo) y la recuperación incompleta del trauma cerebral físico, emocional e inflamatorio (lesión cerebral acumulativa).

Por lo tanto, para comprender claramente cómo un enfoque único puede afectar positivamente tantas formas aparentemente diferentes de problemas de desarrollo infantil, el enfoque debe ser visto desde la vía común de activación de la microglía y las citoquinas proinflamatorias.

Me refiero a este punto de vista como el espectro inflamatorio neurotóxico de los trastornos del desarrollo.

EL ESPECTRO INFLAMATORIO-NEUROTÓXICO DE LOS TRASTORNOS DEL DESARROLLO

En lugar de ver los trastornos del desarrollo desde la perspectiva del comportamiento observado del niño, se obtiene una imagen más clara del proceso de la enfermedad al mirar el proceso de la enfermedad a partir de un proceso patológico celular.

La variedad de patrones de comportamiento anormales es un reflejo de la variedad de diferentes áreas del cerebro que no funcionan correctamente. El concepto no es diferente al de observar la variedad de maneras en que un accidente cerebrovascular puede afectar a un adulto.

Algunos adultos con un accidente cerebrovascular pueden tener parálisis del brazo y la pierna derecha, otros pueden tener debilidad en el brazo izquierdo y no pueden hablar o tragar; mientras que otros, simplemente pueden comenzar a manifestar demencia sin ningún tipo de deterioro de sus extremidades.

Cada uno de estos patrones de función neurológica alterada representa un área diferente del cerebro que se ve afectada. Lo mismo, es cierto para los niños con trastornos del desarrollo.

La amplia variación de las dificultades del habla, sensoriales, motoras, cognitivas y emocionales que un niño puede experimentar, simplemente representa la suma de diferentes áreas de su cerebro que no funcionan correctamente.

La disfunción cerebral crónica en niños con trastornos del desarrollo puede ocurrir a través de tres procesos diferentes, que son:

1. Trauma cerebral no reparado (lesión cerebral acumulativa),

2. Una velocidad lenta o un proceso anormal de reducción neuronal (retraso del desarrollo)
3. Encefalopatía tóxica (toxicidad del ácido propiónico).

Una pequeña proporción de niños también puede verse afectada negativamente por mutaciones genéticas.

Todos estos procesos patológicos se agravan con un aumento en la inflamación sistémica y del sistema nervioso central que proviene de una variedad de fuentes, pero es el sobrecrecimiento bacteriano del tracto intestinal el que parece contribuir más a esta inflamación.

El sobrecrecimiento bacteriano también contribuye a la producción de ácido propiónico que tiene un efecto tóxico sobre la función cerebral de forma similar a un sedante como el Valium® (diazepam) o un alucinógeno como el LSD (dietilamida del ácido lisérgico).

EL EFECTO DOMINÓ DE LA INFLAMACIÓN Y EL SOBREPOBLAMIENTO BACTERIANO

El espectro inflamatorio comienza con un leve grado de inflamación.

La inflamación primero afecta la capacidad del cerebro para reparar completamente las lesiones cerebrales físicas, emocionales e inflamatorias comunes que pueden ocurrir durante la infancia.

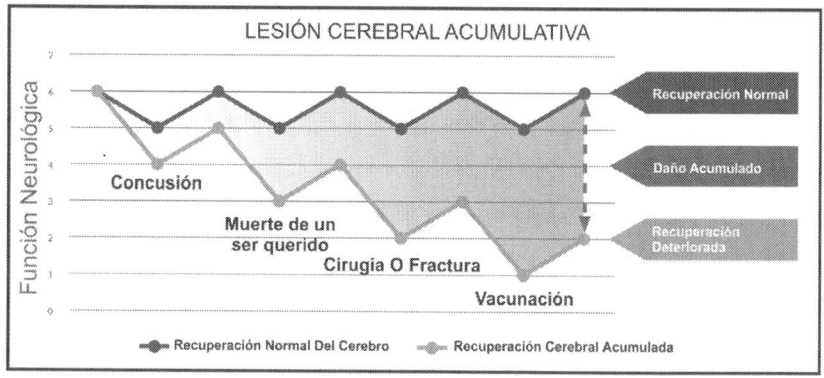

El daño residual se acumula con el tiempo en un proceso llamado lesión cerebral acumulativa y puede dar lugar a problemas de desarrollo comunes como Trastorno de Déficit de Atención (TDA), hiperactividad, aumento del hambre o la sed, depresión crónica, agresión o ansiedad generalizada.

A medida que la inflamación aumenta, el proceso natural de reducción neuronal y sináptica en un niño se ve afectado negativamente.

El niño comienza a perder los hitos del desarrollo relacionados con el habla, la socialización o el juego y se le diagnostica algún tipo de retraso en el desarrollo.

La baja velocidad de reducción de las neuronas excesivas es un reflejo directo de la inflamación excesiva dentro del sistema nervioso central.

Los orígenes de esta creciente marea de inflamación son variadas. La fuente primaria en la mayoría de los niños proviene del sobrecrecimiento bacteriano dentro del tracto intestinal.

Las deficiencias de la ingesta de ácidos grasos omega-3 (pescado, aceite de pescado, nueces) combinadas con una exposición excesiva a ácidos grasos omega-6 (aceite de soja y otros aceites vegetales) son otros factores importantes.

La etapa final en el espectro inflamatorio es un empeoramiento del sobrecrecimiento bacteriano en la medida en que la reducción neuronal se ha ralentizado tanto, que ahora hay detención del desarrollo, grados mucho más graves de lesión cerebral acumulativa.

Agregado a esto, está el efecto tóxico del ácido propiónico que desencadena los comportamientos únicos asociados con el autismo (pérdida del contacto visual, disminución del compromiso con los demás, obsesión con los objetos giratorios, aclimatación, comportamientos repetitivos, etcétera).

El Espectro Inflamatorio-neurotóxico

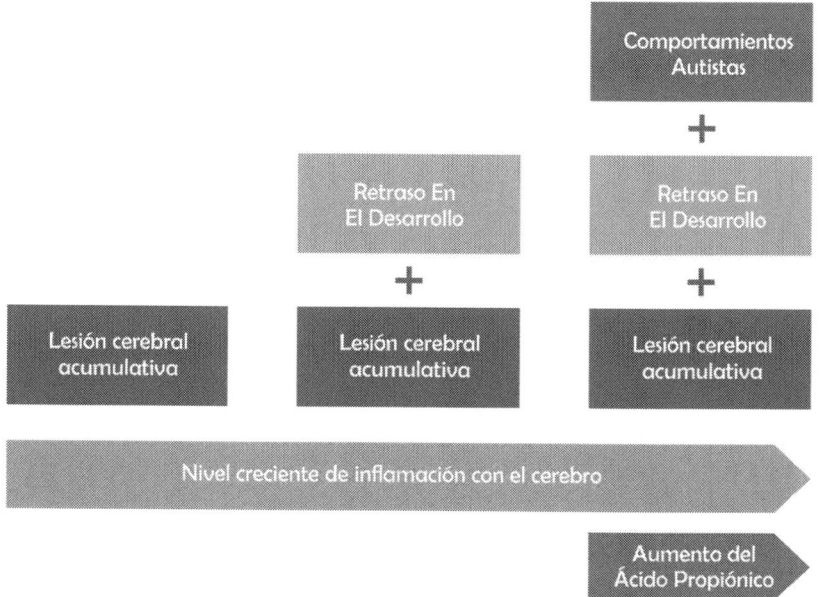

Como se ilustra en el gráfico anterior, cualquier niño diagnosticado con un trastorno del desarrollo único corre también el riesgo de desarrollar una lesión cerebral acumulativa (ICC).

La lesión cerebral acumulativa puede manifestarse como hiperactividad, aumento del hambre o la sed, agresión, ansiedad, sensibilidad emocional extrema o trastorno por déficit de atención.

Y a medida que la inflamación empeora y los niveles de ácido propiónico aumentan dentro del cerebro, los comportamientos autistas comienzan a manifestarse.

La reducción neuronal también puede empeorar y puede afectar a una gama más amplia de regiones cerebrales que conducen a un patrón más generalizado de Problemas De Desarrollo (PDD o PDD-NOS).

El empeoramiento de la inflamación puede causar o desencadenar mutaciones genéticas subyacentes que conducen a las formas más graves de autismo con convulsiones y detención del desarrollo, y grados severos de lesión cerebral acumulada que conducen a una ansiedad extrema, agresión, deterioro cognitivo y una amplia variedad de disfunciones del sistema nervioso autónomo.

FOCALIZACIÓN DEL TRATAMIENTO PARA EL AUTISMO Y TRASTORNOS DEL DESARROLLO

Ver los trastornos del desarrollo de la infancia a través de la lente de la inflamación y la toxicidad del ácido propiónico, ayuda a explicar cómo un régimen de tratamiento tan simple como el Protocolo de Nemechek ™ puede abarcar tantos trastornos aparentemente diferentes.

El hecho es que el proceso subyacente que causa una gran proporción de estos trastornos es uno y el mismo. Los trastornos de la infancia difieren solo con respecto al área del cerebro que está dañada y en qué grado, junto con si el niño experimenta o no el efecto tóxico adicional del ácido propiónico.

Mi modelo para el autismo se entiende mejor como un modelo teórico que se fundamenta en una amplia variedad de investigaciones basadas en animales y humanos.

Para ser un modelo definitivo, se necesitan ensayos a gran escala, controlados con placebo en humanos; pero, no conozco ninguna evidencia de que alguien siquiera esté considerando realizar tal prueba en este momento, especialmente por algo tan económico y accesible como el aceite de pescado, el aceite de oliva, y la inulina (o rifaximina).

Una cosa es segura, mi enfoque simple para la inflamación y la supresión de ácido propiónico está teniendo un efecto sin precedentes en muchos niños de todo el mundo.

Y eso es prueba suficiente de que este modelo es acertado en gran medida.

4
COMPRENDIENDO CÓMO FUNCIONA EL PROTOCOLO DE NEMECHEK

AUTISMO = ÁCIDO PROPIÓNICO + INFLAMACIÓN

El Protocolo Nemechek™ ayuda a una variedad de problemas y trastornos de la infancia que sorprendentemente comparten los orígenes similares de un crecimiento excesivo de bacterias intestinales y múltiples mecanismos que alimentan la inflamación.

Los trastornos del desarrollo infantil (retraso en el desarrollo, TDAH, TDAH) y los trastornos del estado de ánimo en la infancia (ansiedad, depresión crónica, TOC) son principalmente consecuencia de la inflamación excesiva del cerebro por parte de las bacterias intestinales.

El autismo es la consecuencia de la inflamación excesiva del cerebro, además de una encefalopatía tóxica por la producción excesiva de ácido propiónico a partir del sobrecrecimiento bacteriano intestinal.

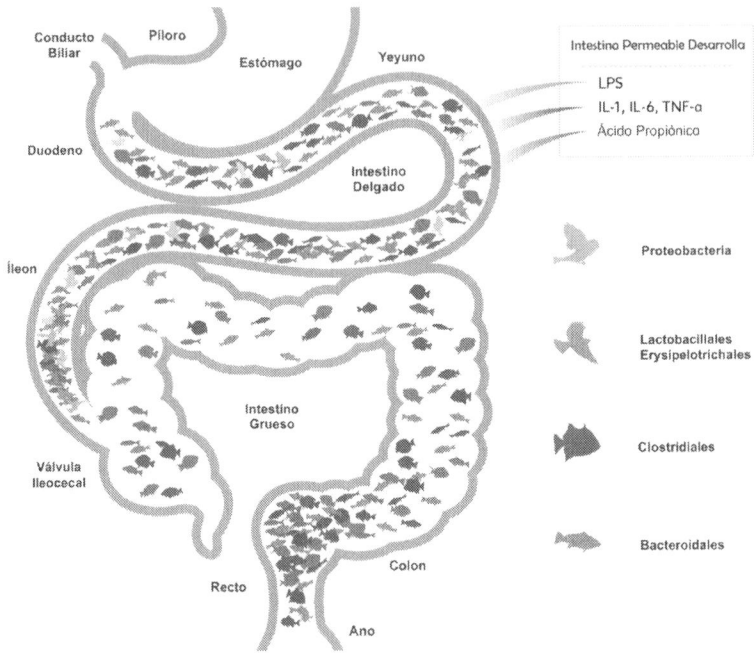

El ácido propiónico y la inflamación contribuyen a las características comunes asociadas con el autismo y también resultan en retraso del desarrollo o detención del desarrollo y Lesión Cerebral Acumulada (LCA) por trauma cerebral no resuelto.

Autismo = Ácido Propiónico + Inflamación

Los niveles excesivos del tejido / cerebro del ácido propiónico provienen del tracto intestinal y se producen por la presencia anormal de bacterias del colon dentro del intestino delgado.

La inflamación proviene de niveles excesivos de citoquinas proinflamatorias en el cerebro. Estas citoquinas se producen dentro del cerebro y en todo el cuerpo a partir de una variedad de fuentes. Pueden penetrar la barrera hematoencefálica y fluir libremente al cerebro a través de los órganos paraventriculares.

COMPRENDIENDO CÓMO FUNCIONA EL PROTOCOLO DE ... | 35

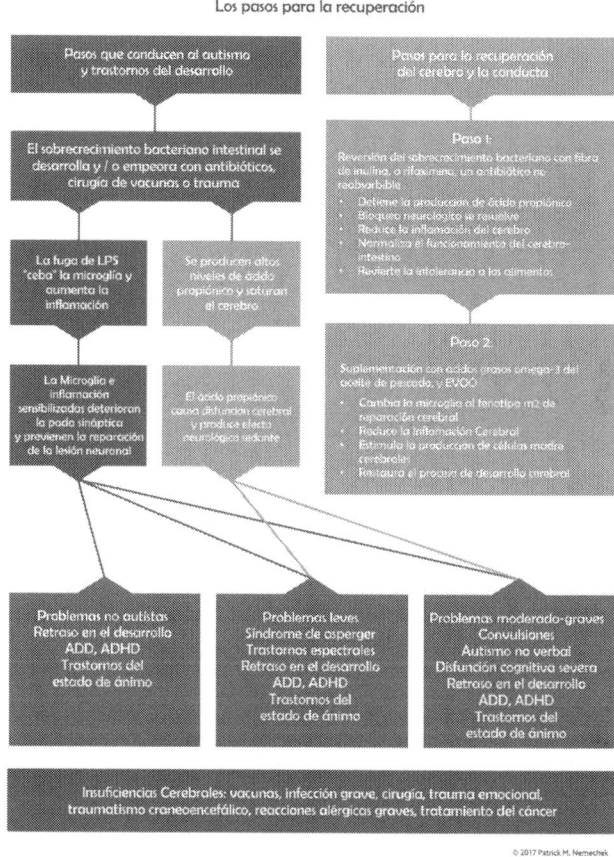

Proceso de 2 pasos para el Protocolo de Nemechek

Por lo tanto, mi tratamiento de las características principales del autismo implica dos fases generales:

1. Reducción de los Niveles de Ácido Propiónico a Través de la Reversión del Sobrecrecimiento Bacteriano.
2. Reducción De Producción De Citoquinas Proinflamatorias De Tres A Cuatro Fuentes Principales.

En mis pacientes, quienes son niños, parece que se requiere mucho menos esfuerzo para revertir estos procesos y cambiar el cuerpo a un estado más saludable que el requerido en mis pacientes adultos con problemas similares.

El protocolo Nemechek ™ es un programa de recuperación cerebral a largo plazo que se mide en años. Por lo tanto, cuando digo que se requiere menos esfuerzo con los niños que con los adultos, no me refiero a menos tiempo, quiero decir que pueden tener una mejor respuesta sin usar productos farmacéuticos.

Según mi experiencia, la mayoría de mis pacientes niños responden a una receta consistente, aunque simple, de fibra no farmacéutica, nutrientes esenciales económicos y un cambio en los ácidos grasos omega dietéticos.

Sin embargo, los pacientes adultos a menudo necesitan productos farmacéuticos a corto plazo y no responden tan bien a la fibra no farmacéutica.

FASE GENERAL UNO

Estamos acostumbrados a pensar que nuestros cerebros tienen el control de todas las cosas en nuestros cuerpos. Pero la verdad es que nuestro tracto intestinal puede producir químicos e inflamación que deterioran la función y el desarrollo del cerebro.

De esta manera, la excesiva producción de ácido propiónico en el tracto intestinal controla el cerebro. Esta es la razón por la cual la primera fase general del Protocolo Nemechek ™ se centra en reequilibrar el tracto intestinal del paciente.

La detención de la producción excesiva de ácido propiónico a partir de las bacterias intestinales se logra al reequilibrar las bacterias intestinales con una fibra prebiótica llamada inulina (OTC) o con un antibiótico no absorbible llamado rifaximina (RX).

Una vez que se reduce la producción excesiva de ácido propiónico, también se minimiza la producción de citocinas a partir de la translocación bacteriana intestinal.

El efecto acumulativo del tratamiento revierte el efecto tóxico del ácido propiónico a medida que los niveles disminuyen, y una reducción de la inflamación desencadena una reducción neuronal normal y la mejora o reversión de un retraso en el desarrollo, incluso, si ha sido prolongado.

FASE GENERAL DOS

La segunda fase general involucra una reducción en los niveles de citocinas proinflamatorias sistémicas (cuerpo entero) que impiden el desarrollo o la reparación cerebral adecuada.

Esto implica atacar las fuentes más comunes de producción de citoquinas en estos niños.

Las cuatro fuentes de citoquinas objetivo son:

1. Translocación bacteriana ('intestino permeable') de sobrecrecimiento intestinal.
2. Microglía M1 anormalmente activada ("estimulada") en el cerebro.
3. Deficiencia en la ingesta de ácidos grasos Omega-3 en la dieta.
4. Consumo excesivo de ácidos grasos Omega-6 en la dieta.

REDUCCIÓN GENERAL DE LAS CITOCINAS INFLAMATORIAS:

La primera fuente de producción de citoquinas se superpone con la fase uno, y nos dice lo importante que es abordar el problema del sobrecrecimiento intestinal en los niños.

La reducción del sobrecrecimiento bacteriano y del ácido propiónico excesivo con la fibra de inulina prebiótica (OTC) o el uso de rifaximina (RX) también ayuda a reducir la producción de citoquinas a partir de la translocación bacteriana intestinal.

El inicio de la cadena de eventos curativos se encuentra en el tracto intestinal para reducir el sobrecrecimiento bacteriano y detener el exceso de ácido propiónico, para luego reducir las citocinas y para ayudar a reducir la inflamación, lo que permite que el cerebro comience a recuperarse.

En este punto, enfocamos nuestros esfuerzos de reducción de citocinas fuera del tracto intestinal y en nuestras dietas y el resto de nuestro cuerpo, en términos de diferentes tipos de ácidos grasos omega que nos ayudan o perjudican.

Los alimentos que comemos en la actualidad son deficientes en ácidos grasos omega-3, los cuales mantuvieron fuertes los cerebros y el sistema nervioso de nuestros antepasados; esto es una parte importante del control de las citocinas.

Hay tres componentes de ácidos grasos omega-3: DHA, EPA y ALA. Estos componentes ayudan a que los glóbulos blancos funcionen normalmente y controlan la inflamación; asimismo, promueven la producción de células madre a lo largo de todo el cuerpo.

La ingesta deficiente de los tres componentes de los ácidos grasos omega-3 de la dieta, se satisface con suplementos de aceite de pescado (EPA y DHA) y plantas (ALA).

Si bien los tres componentes de los ácidos grasos omega-3 son necesarios, el componente DHA es nuestra herramienta más efectiva contra la microglía dañina.

La supresión de la M1-microglía estimulada se obtiene mediante el componente de DHA del ácido graso omega-3 que se encuentra en el aceite de pescado. Los otros componentes de los ácidos grasos omega-3 (EPA y ALA) no penetran el cerebro ni suprimen la microglía M1.

La siguiente fuente de producción de citocinas no es lo que falta en nuestra dieta, sino una cantidad excesiva de ácidos grasos omega-6 que se han agregado a nuestras dietas y métodos de cocción que compiten con los omega-3 y perjudican la producción de células madre.

Debe haber una reducción de los ácidos grasos omega-6 excesivos de los aceites de cocina. La reducción en la exposición de los aceites vegetales y de cocina de ácidos grasos omega-6 de alta concentración también se realiza al eliminar los alimentos procesados o preparados que contienen estos aceites.

El truco es que la mayoría de las etiquetas de los alimentos no enumeran los aceites omega-6. Instruyo a mis pacientes para que lean listas de ingredientes y busquen las cosas más comunes que contienen omega-6 que son margarina, aceite de soja, aceite de soja, aceite de semilla de uva, aceite de cártamo y aceite de girasol.

A medida que mis pacientes disminuyen el omega-6 de los aceites de cocina y vegetales, también necesitan consumir y cocinar con un ácido graso omega-9 para sanar y bloquear los efectos nocivos del omega-6.

Esta protección se encuentra en el ácido oleico, un ácido graso omega-9, que se localiza en el aceite de oliva extra virgen doméstico.

Si los cambios en la dieta y las altas dosis de aceite de pescado no parecen lograr el efecto deseado de reducción de citocinas con el tiempo, puedo considerar el uso de la estimulación transcutánea (sobre la piel) del nervio vago para mis pacientes.

El nervio vago es el décimo nervio craneal del cuerpo humano que transporta las señales en la rama parasimpática del sistema nervioso autónomo.

La estimulación del nervio vago es un método bioeléctrico seguro e indoloro para ayudar en la reducción de los niveles de citoquinas matéricas del sistema nervioso central proinflamatorio.

EL PROTOCOLO NEMECHEK ™ PARA EL AUTISMO: UNA VISIÓN GENERAL

El protocolo Nemechek ™ para la recuperación autónoma (pendiente de patente) es aplicable a una variedad de estados de enfermedad en adultos y niños.

El protocolo Nemechek ™ para el autismo es solo una parte de ese programa de tratamiento más amplio que se enfoca en la salud cerebral e intestinal, el control de la inflamación y la función mejorada del sistema nervioso autónomo. Tiene cuatro pasos esenciales (1 - 4) y un paso 5 opcional.

Muchos de mis pacientes sienten una recuperación sustancial debido a la reversión de la disfunción del sistema nervioso autónomo a partir de los pasos 1 al 4.

1. Equilibrar las bacterias intestinales.
2. Cambiar M1-Microglía hacia el fenotipo antiinflamatorio M2-Microglía.
3. Equilibrar los ácidos grasos Omega-6 y Omega-3.
4. Reducir la inflamación cerebral y sistémica del ácido dietético linoleico, araquidónico y palmítico.
5. Induccir la neuroplasticidad.

Dependiendo de la salud y la respuesta de mi paciente, se puede agregar el paso 5 opcional si está justificado.

Ahora que tiene una visión general de las fases de reequilibrio intestinal y control de citoquina, y una introducción al Protocolo Nemecheck ™, explicaré cómo uso estas herramientas en mis pacientes para ayudar a revertir las características principales del autismo.

5

PASO 1: REBALANCEANDO EL TRACTO INTESTINAL

Se estima que la mayoría de nosotros ahora tenemos sobrecrecimiento bacteriano hasta cierto punto.

Debido a que una característica central del autismo es la producción de ácido propiónico a partir del sobrecrecimiento bacteriano, establecer el control sobre el sobrecrecimiento bacteriano es el primer paso esencial, si no crítico, del Protocolo Nemechek ™.

Algunos niños y adultos con sobrecrecimiento bacteriano intestinal mostrarán signos o síntomas de sobrecrecimiento. Los síntomas comunes de sobrecrecimiento bacteriano incluyen reflujo o acidez estomacal, intolerancias alimentarias, estreñimiento, ansiedad o eccema.

Pero no es inusual que un niño o un adulto con sobrecrecimiento bacteriano no tenga ningún síntoma intestinal en particular. Aproximadamente el 20% de los adultos con sobrecrecimiento bacteriano intestinal no tienen síntomas intestinales obvios.

Aunque puede no haber síntomas intestinales notorios, el sobrecrecimiento bacteriano todavía es capaz de producir niveles tóxicos de ácido propiónico y prevenir la reducción neuronal y la reparación de la lesión cerebral a través de la inflamación cerebral elevada y la función anormal de la microglía.

Debido a esas razones, creo que todos mis pacientes que son niños con cualquier aspecto de autismo o problemas de retraso del desarrollo deben abordar los problemas de desequilibrio intestinal con una de las siguientes opciones:

Método preferido para equilibrar las bacterias intestinales en niños de 10 años o menos:

Suplementación de fibra prebiótica inulina
1/8 -1/4 cucharadita de polvo de inulina, 1-2 veces por día.

La inulina es una fibra prebiótica de venta libre (OTC) que proviene de una variedad de fuentes vegetales naturales. La inulina derivada del agave, la raíz de achicoria y la alcachofa de Jerusalén son formas aceptables de inulina. El polvo prebiótico de inulina es barato y lo venden una variedad de fabricantes.

Mis pacientes toman 1/8 a 1/2 cucharadita de polvo de inulina, una o dos veces al día. La dosis máxima de inulina que uso en niños mayores y grandes es de 2 cucharaditas por día.

Más allá de la dosis de 2 cucharaditas al día, no he observado ninguna mejoría adicional en los síntomas y parece causar malestar en mis pacientes por el exceso de gases y la hinchazón.

El polvo de inulina es inodoro e insípido. La inulina en polvo puede tomarse con o sin alimentos, puede mezclarse con sólidos calientes o fríos o puede agregarse a líquidos con cualquier tempertatura.

Según mi experiencia, el tracto intestinal en algunos de mis pacientes puede pasar por algunos ajustes menores durante una o dos semanas después de comenzar la fibra de inulina.

Estos ajustes pueden incluir pequeños problemas intestinales como estreñimiento e hinchazón; sin embargo, estas cosas tienden a enderezarse con el tiempo.

La inulina es la única fibra prebiótica que uso con mis pacientes. Con el paso de los años, probé distintas fibras prebióticas y probióticas en mi consultorio, pero ninguna de ellas redujo el sobrecrecimiento bacteriano de manera que permitiera comenzar la recuperación cerebral.

La fibra prebiótica de inulina es una fibra vegetal segura y natural que se encuentra en muchos alimentos que comemos todos los días, como cebollas, alcachofas, ajo, y en una amplia variedad de otros vegetales.

La inulina aumenta la acidez del intestino delgado, lo que ocasiona un crecimiento suprimido de las bacterias del colon en el intestino delgado. Cuando se suprime el crecimiento de las bacterias del colon, la producción de ácido propiónico se reduce drásticamente.

El ácido propiónico es un compuesto químico que nuestros cuerpos producen de forma natural, por lo que no es algo que podamos detener por completo; pero sí que podemos reducir en gran medida si se produce en exceso por sobrecrecimiento bacteriano.

La fibra de inulina no mata las bacterias intestinales, sino que funciona como un fertilizante; nutre a las bacterias saludables que, por derecho, deberían vivir en el intestino delgado. Las bacterias invasoras del colon no se nutren con la inulina.

Un punto muy importante que enseño a mis pacientes es que las fibras prebióticas son muy diferentes de las bacterias probióticas.

La inulina *no* es un probiótico y la inulina *no* debe usarse con un probiótico.

Y a todos mis pacientes se les ordena que dejen de usar inmediatamente todos los probióticos.

En un capítulo anterior expliqué cómo las bacterias en el intestino delgado son tan diferentes de las bacterias que viven en el colon que podría pensarse en un tipo de ellas como aves (bacterias del intestino delgado), y el otro tipo como peces (bacterias del colon).

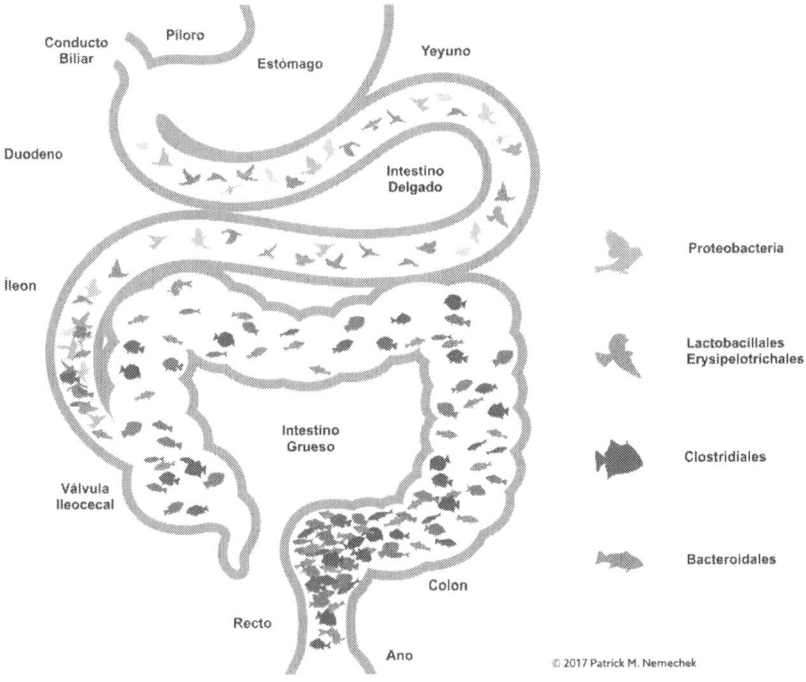

Equilibrio bacteriano intestinal normal

La proliferación bacteriana se da cuando los peces están viviendo con sus aves, y su migración y reproducción crea aproximadamente de 10.000 a 100.000 veces la cantidad normal de bacterias dentro del intestino delgado.

Este número excesivo de bacterias sobrepasa la barrera protectora del intestino delgado y da como resultado una translocación bacteriana llamada "intestino permeable".

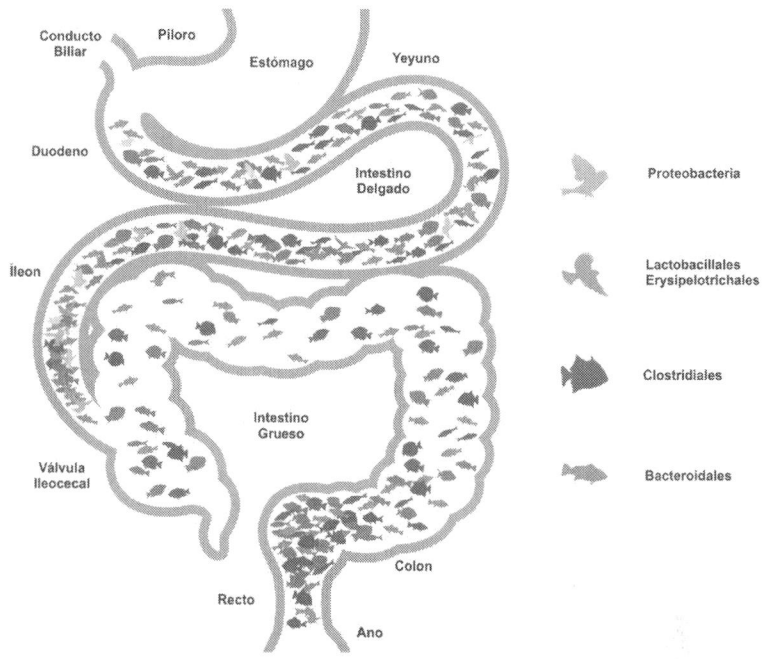

Sobrecrecimiento bacteriano no saludable

Les sugiero a mis pacientes que piensen en la fibra de inulina como un alimento bacteriano saludable para el intestino delgado: la inulina alimenta a las aves (las buenas bacterias que deberían estar allí) pero no alimenta a los peces (las bacterias invasoras).

El polvo de inulina también viene en forma de gomitas masticables (que incluyen Fiber Choice®, Gomitas Fiber Good® de Phillips '®). Según mi experiencia, dos gomitas de inulina por día son suficientes para equilibrar el tracto intestinal en niños pequeños.

Dosis de 1/8 a 1/2 cucharadita de polvo de inulina, una o dos veces al día, o dos gomitas de inulina al día, son las cantidades típicas que consumen mis pacientes jóvenes.

También he descubierto que cada niño y sus necesidades de salud pueden ser diferentes, y que los niños mayores o grandes con autismo pueden requerir dosis más altas de inulina para controlar su sobrecrecimiento bacteriano.

Después de comenzar con la inulina y el aceite de pescado, los padres se preguntarán cómo sabrán si esta es la cantidad correcta de inulina y aceite de pescado para su hijo. Los propósitos del tratamiento son:

Objetivo 1: la reversión adecuada del sobrecrecimiento bacteriano con inulina dará lugar a una caída en el ácido propiónico; y es a lo que me refiero como el período de despertar en el Capítulo 6.

Este es un período en el que se produce un cambio en el paciente, evidenciado en manifestaciones como: mayor contacto visual, un estado de alerta más elevado, más compromiso y posiblemente aumento de síntomas de aturdimiento o insomnio.

Una vez que un padre advierte un cambio en mi paciente, la dosis de inulina es adecuada porque el niño ha respondido a esa dosis.

Objetivo 2: las mejoras en el desarrollo neurológico avanzarán lentamente durante los meses. Si hay una mejoría, el padre sabe que la dosis de ácidos grasos omega-3 de mi paciente es adecuada.

Si no hay mejoría significativa después de dos meses, consideraré duplicar la ingesta de omega-3 del paciente.

Indicadores:

¿Qué tipo de inulina prefiero? Prefiero polvo puro de inulina para mis pacientes. Al comprar inulina en polvo, evito los productos que también contienen probióticos o enzimas digestivas; ya que estos ingredientes pueden causar efectos secundarios propios y pueden empeorar algunos aspectos del autismo.

¿Cuándo podrían mis pacientes responder por primera vez al tratamiento? Dependiendo de la cantidad de retraso del desarrollo subyacente del niño, los niños pueden comenzar a hacer contacto visual, permitiendo el contacto físico, o por el contrario, comunicarse y hablar en unas pocas semanas o algunos meses.

Los casos que involucran niveles severos de retraso en el desarrollo pueden tomar más tiempo para que el habla o la interacción comiencen, porque los niños parecen continuar donde habían quedado, independientemente de dónde haya sido, desde el punto de vista del desarrollo.

¿Cuánto tiempo necesitan mis pacientes permanecer en inulina y el resto del Protocolo Nemechek ™? El control del ácido propiónico y la recuperación del cerebro son procesos a largo plazo.

Hay algunos estudios que indican que el retraso del desarrollo se recupera aproximadamente a una tasa de dos a tres meses por cada mes calendario en que se reduce la inflamación cerebral. Esta es una motivación fantástica para los esfuerzos consistentes, persistentes, del control del ácido propiónico y de la inflamación en los años y décadas venideras.

¿He visto cambios en los síntomas intestinales después de comenzar la inulina? A veces, el estreñimiento o la hinchazón de mi paciente parecen empeorar después de comenzar la inulina. Esto es típicamente el resultado de la disfunción del sistema nervioso autónomo subyacente que ha ralentizado el tracto intestinal.

Según mi experiencia, estos problemas finalmente se resuelven a medida que otras partes del Protocolo Nemechek ™ mejoran la función autónoma.

Si esos inconvenientes no se resuelven o si el niño se siente demasiado incómodo, generalmente recomendaré un suplemento enzimático no relacionado con fibras y no digestivo, como el magnesio (leche de magnesia) o MiraLAX® si comienza el estreñimiento.

¿Qué sucede si la inulina parece empeorarlo? Si parece haber una excesiva estimulación después de comenzar la inulina, recomendaré disminuir la dosis de inulina en una cucharadita de 1/8 a 1/4 en una por día y ver si las cosas mejoran. En raras ocasiones, aumentar la dosis de inulina en esa cantidad también puede ser útil.

¿He oído hablar de calambres o mucosidad en las heces? Si mi paciente experimenta calambres o mucosidad en las heces, primero me aseguro de que todavía no reciba ningún probiótico o enzimas digestivas en ningún suplemento ni en sus alimentos.

Si éste no es el caso, recomiendo suspender la inulina durante una semana y luego reiniciar con una dosis más baja.

¿Qué pasa si mi paciente no puede tolerar la inulina? Puede tomar varios ciclos de inicio y detención para hacer que un niño pase a la fibra de inulina, y prefiero usar esta fibra vegetal natural con mis pacientes.

Pero si tengo un paciente joven que no puede tolerar la inulina con el tiempo, entonces puedo considerar el uso de un curso corto de rifaximina, el medicamento que uso con los niños mayores.

¿Qué hay acerca de otros productos para el sobrecrecimiento bacteriano? La inulina es la única fibra que utilizo para reequilibrar o reorganizar el sobrecrecimiento bacteriano.

No uso ni recomiendo el uso de otras fibras, suplementos, vitaminas, minerales, hierbas o enzimas para el sobrecrecimiento bacteriano de mis pacientes.

¿Pruebo a mis pacientes para el sobrecrecimiento bacteriano, ácido propiónico o tipos de bacterias en las heces? No.

Advertencia:

Mis pacientes no toman probióticos durante o después del uso de inulina.

La razón por la cual a mis pacientes se les prohíbe tomar probióticos durante o después del uso de inulina, es que una vez que están separando y reequilibrando las aves y los peces en sus respectivos ambientes, lo último que quiero es introducir nuevos invasores (como lagartos) con los que sus pájaros tengan que lidiar.

Método preferido para equilibrar las bacterias intestinales, en niños mayores de 10 años de edad:

Antibiótico no absorbible
Rifaximin 550 mg dos veces al día durante 10 días.

Según mi experiencia, los niños mayores de diez años tienden a no obtener una recuperación completa o la cantidad total de control sobre la toxicidad del ácido propiónico a partir de la ingesta diaria de inulina.

Las razones para esto no están claras y pueden estar simplemente relacionadas con una mayor carga bacteriana o un mayor desequilibrio con las bacterias dentro de la capa de biopelícula.

Si la fibra de inulina ha sido ineficaz con el tiempo o si los síntomas del paciente son demasiado severos, consideraré el uso de un ciclo de rifaximina (nombre de marca Xifaxan®) 550 mg dos veces al día durante 10 días para reducir la excesiva bacteria del colon en el intestino delgado en mis pacientes.

Este es un medicamento con prescripción que debe ser recetado y supervisado por un especialista. Es posible que este tratamiento farmacéutico deba ser repetido periódicamente por el médico de un niño cuando lo considere oportuno, ya que es probable que haya recaídas de sobrecrecimiento bacteriano.

Es importante entender que el tratamiento con inulina o rifaximina sola no reparará el cerebro de un niño. Las características clave del autismo involucran inflamación del cerebro y problemas de sobrecrecimiento intestinal que requieren esfuerzos de reducción de inflamación cerebral y sobrecrecimiento intestinal a largo plazo.

La reducción de la toxicidad del ácido propiónico es solo una de las cuatro partes básicas del Protocolo Nemechek ™ para el autismo. Enfatizo a los padres de mi paciente que éste es un programa de cuatro partes; no es una lista a la carta de la que pueden elegir.

Los pacientes en mi consultorio que están haciendo El Protocolo Nemechek ™ deben abordar simultáneamente la inflamación del cerebro y la disfunción autónoma con suficientes ácidos grasos omega-3 y ácidos grasos omega-9, y la **reducción** de ácidos grasos omega-6 en la dieta.

Después de que mi paciente complete su ciclo de 10 días de rifaximina y continúe con su aceite de pescado, los padres se preguntarán cómo sabrán si ésta fue la cantidad correcta de rifaximina y aceite de pescado para su hijo. Los propósitos del tratamiento son:

Objetivo 1: La reversión adecuada del sobrecrecimiento bacteriano en un curso (10 días) de rifaximina conducirá a una caída en el ácido propiónico y a lo que me refiero como el período de despertar en el Capítulo 6.

Este es un período en el que se produce un cambio en el paciente, observándose entre otras manifestaciones: mayor contacto visual, aumento del estado de alerta, más compromiso y posiblemente más síntomas de aturdimiento o insomnio.

Una vez que un padre nota un cambio en mi paciente, se demuestra que la dosis fue adecuada porque el niño respondió convenientemente a ella.

Objetivo 2: los progresos en el desarrollo neurológico avanzarán lentamente durante los meses. Si hay una mejoría, el padre sabe que la dosis de ácidos grasos omega-3 de mi paciente es adecuada.

Si no hay mejoría significativa después de dos meses, consideraré duplicar la ingesta de omega-3 del paciente.

Supervisión:

En algunos casos, la proliferación bacteriana se puede detectar con una prueba de aliento de hidrógeno y/o metano. El tratamiento con rifaximina a menudo resulta en la reversión de los hallazgos en la prueba de aliento.

Pero desde un punto de vista práctico, dejé de utilizar la prueba del aliento hace mucho tiempo con mis pacientes porque sus resultados no me ayudaron a identificar si alguien necesitaba, o no, tratamiento para el sobrecrecimiento bacteriano.

Muchos de mis pacientes mejorarían a pesar de tener una prueba negativa para el sobrecrecimiento bacteriano.

Entonces, en su lugar, tomo notas muy precisas sobre las mejoras clínicas intestinales, musculoesqueléticas y neurológicas que ocurrieron dentro de los primeros meses después del tratamiento.

Luego, utilizo estos cambios para monitorear si el crecimiento excesivo bacteriano reincide, porque la recaída a menudo resultará en el regreso de muchos de los mismos síntomas que se resolvieron originalmente con inulina o rifaximina.

Indicadores:

El uso posterior de inulina después de la rifaximina a veces se da si los síntomas intestinales, como la diarrea, la urgencia de las heces después de las comidas o la intolerancia a los alimentos, todavía están presentes. Si la inulina no hace una diferencia significativa como terapia de seguimiento, dejo de usarla en mis pacientes.

Nunca agrego probióticos al programa de tratamiento de mi paciente después de reequilibrar el sobrecrecimiento intestinal con rifaximina, porque la incorporación de éstos puede empeorar las cosas para el paciente, incluso, si previamente ayudaron antes de usar la rifaximina.

He visto la adición de cepas desconocidas de bacterias extrañas (probióticos) que aumentan la inflamación, el malestar intestinal, la depresión y otros síntomas psicológicos de mi paciente.

Advertencia:

La rifaximina es un medicamento recetado y solo debe ser administrado y supervisado por un pediatra, un médico de familia o un gastroenterólogo.

Con la excepción del empleo de inulina para la diarrea continua, etcétera, generalmente no se recomienda el uso continuado de prebióticos como inulina, probióticos o enzimas digestivas después de tomar rifaximina porque pueden causar un empeoramiento de los síntomas después de que se logra el reequilibrio bacteriano intestinal.

6
PASO 2-4: REDUCCIÓN DE LA INFLAMACIÓN CEREBRAL

En el capítulo anterior, expliqué cómo las citoquinas de la translocación bacteriana se reducen con el reequilibrio de las bacterias intestinales en el paso 1 con inulina o rifaximina. En este capítulo, explicaré los próximos pasos del Protocolo Nemechek ™, pasos 2 al 4, y el paso opcional 5:

1. Equilibrar las bacterias intestinales.
2. Cambiar M1-Microglía hacia el fenotipo antiinflamatorio M2-Microglía.
3. Equilibrar el Omega-6 con los ácidos grasos Omega-3.
4. Reducir en el cerebro la inflamación sistémica de los ácidos dietéticos linoleico, araquidónico y palmítico.
5. Inducir la neuroplasticidad.

PASO 2. CAMBIO DE M1-MICROGLIA AL M2-FENOTIPO ANTIINFLAMATORIO

Los pasos del 2 al 4 implican la reducción de las citocinas de M1-microglía y el desequilibrio de los ácidos grasos omega-3 y omega-6.

Tan importantes como el tratar el sobrecrecimiento bacteriano, son los próximos tres pasos esenciales para cambiar las células de microglía a un estado antiinflamatorio con DHA omega-3, reequilibrar los otros ácidos grasos omega y prevenir futuras inflamaciones provenientes de la dieta del cerebro.

Aumentar la ingesta de omega-3 es un paso primordial y se debe realizar para maximizar la capacidad natural del cerebro para restablecer el desarrollo neurológico adecuado mediante la reducción sináptica y la reparación neuronal, para así asegurar una recuperación máxima.

Nuestros cerebros modernos requieren una combinación de ácidos grasos omega-3, los nutrientes centrales que las generaciones anteriores disfrutaban en sus fuentes de alimentos que actualmente son deficientes en nuestro suministro de alimentos.

Hay tres tipos de omega-3 que tienen diferentes funciones: DHA, EPA y ALA. DHA es Ácido DocosaHexaenoico, EPA es Ácido Eicosa-Pentaenoico y ALA es Ácido Alfa-Linolénico.

Los tres tipos de omega-3 son importantes; pero, para esta parte del Protocolo Nemechek ™ nos enfocamos en el componente DHA en particular por su capacidad para ayudar en la reparación del daño cerebral por inflamación y lesiones.

El DHA es el único ácido graso omega-3 que penetra en el cerebro en gran medida y se encuentra en cantidades variables en el aceite de pescado.

Los pacientes deben complementarse con el componente de DHA omega-3 para cambiar sus células de microglía cebadas al tipo de microglía que permite un desarrollo cerebral adecuado y la recuperación de una lesión cerebral acumulativa. No hay sustitutos para el componente DHA.

Las cantidades diarias de DHA omega-3 que uso con mis pacientes pueden tomarse todas a la vez, o pueden ser ingeridas en dosis divididas a lo largo del día.

Siempre digo que la mejor hora para que un padre administre omega-3 a mi paciente es aquella en la que éstos se recuerden constantemente de dársela a sus hijos.

La cantidad específica de EPA de acompañamiento que se combina con el componente de DHA en el aceite de pescado no importa tanto porque el componente de la EPA no penetra fácilmente en el sistema nervioso central.

Personalmente, prefiero las píldoras o líquidos de aceite de pescado DHA de alta concentración que están disponibles en NOW® Foods o Nordic Naturals®. Estas son las marcas que he usado con mis pacientes que han generado resultados exitosos y fomentado la mejora o recuperación de la disfunción autonómica.

Pero si estas marcas o una píldora de aceite de pescado DHA de alta concentración no están disponibles para mi paciente, entonces recomendaré que busquen aceite de pescado de alta calidad en forma de líquido, cápsula o gomoso.

El aceite de hígado de bacalao también funciona bien cuando se complementa con ácidos grasos omega-3, y se dosifica de la misma manera que el aceite de pescado normal.

DHA y EPA Suplementación de ácidos grasos Omega-3 de aceite de pescado

La dosis de aceite de pescado que recomiendo para mis pacientes se basa en su edad y la gravedad de su inflamación.

He encontrado las personas tienen diferentes necesidades; pero, en términos generales, estas son las dosis iniciales que uso con frecuencia con los pacientes.

> **Edad Y Dosis Diaria De Omega-3 (EPA + DHA)**
>
> 0-6 meses de edad: 150 mg (EPA + DHA) diarios *
> 7-12 meses de edad: 300-450 mg (EPA + DHA) diarios *
> 1-5 años de edad: 450-600 mg (EPA + DHA) diarios *
> 5-7 años de edad: 600-1000 mg (EPA + DHA) diarios *
> 8-10 años: 1000-1500 mg (EPA + DHA) diarios *
> 11-14 años: 1500-2000 mg (EPA + DHA) diarios *
> 15-18 años: 2000-3500 mg (EPA + DHA) diarios *
>
> **Mayores de 18 años: la suplementación DEBE contener al menos 3000 mg de la fracción de dha**
>
> *Los mg. muestran el total del contenido de ácido graso omega-3 EPA + DHA en el aceite de pescado. Este número no es el total de mg. de todo lo demás en el aceite de pescado en sí. Es necesario mirar la etiqueta trasera para calcular el total de las cantidades de EPA más DHA en cualquier producto, generalmente es más bajo que el total de omega-3 que se anuncia o enumera en el producto.

Las cantidades de aceite de pescado enumeradas anteriormente son mis dosis iniciales básicas. Si, después de varios meses de cumplimiento del tratamiento consistente de EPA y DHA, no hay mejoría en la función neurológica usando las marcas que he sugerido, a menudo comenzaré a duplicar la dosis en mis pacientes.

Indicadores:

¿El aceite de pescado causa estrés intestinal? A veces, mis pacientes pueden experimentar heces sueltas que pueden ocurrir cuando comienzan a usar aceite de pescado. Esto a menudo se debe a que el

tracto intestinal está irritado por el sobrecrecimiento bacteriano o no puede absorber el aumento repentino del aceite que se ingiere.

Si se producen heces blandas, haré que mis pacientes supendan el aceite de pescado durante dos o tres semanas hasta que se repare su función intestinal.

Después de este período, podrán reiniciar la ingesta de aceite de pescado a $1/4$ de la dosis completa. Paulatinamente, podrán aumentar lentamente la dosis al agregar otro $1/4$ de dosis cada una o dos semanas, hasta que alcancen la dosis completa. La razón de esto es que, al aumentar poco a poco la cantidad de aceite de pescado, esencialmente entrenamos el tracto intestinal para incrementar su capacidad de absorber las moléculas de ácido graso.

¿Alguna vez agregué vitaminas u otros productos adicionales al aceite de pescado en mis pacientes? No. La adición de suplementos tales como glutamina, enzimas digestivas, agentes de biopelícula o medicamentos antifúngicos, no son necesarios para la recuperación de bacterias intestinales del sobrecrecimiento bacteriano o la absorción de aceite de pescado.

¿Alguna vez utilizo aceite de pescado fermentado con mis pacientes? No. No recomiendo aceites de pescado fermentados para mis pacientes.

¿Alguna vez uso aceite de krill con mis pacientes? No. El aceite de Krill es una molécula diferente a la molécula de aceite de pescado. Nuestros antepasados evolucionaron en la molécula más corta que se encuentra en el aceite de pescado, no en la molécula más larga contenida en el aceite de krill. Guardo los aspectos del Protocolo Nemecheck™ muy simples y básicos, uso exactamente las mismas moléculas y nutrientes centrales que solían mantener el cerebro de nuestros ancestros fuertes y resistentes.

¿Existe una opción vegetariana si sus pacientes son alérgicos al pescado o no quieren ingerir un subproducto de éste? Tal vez. Hay DHA derivado de algas que podría ser beneficioso; no obstante, como especialista, nunca he sido testigo de que ninguno de mis pacientes adultos o niños con cualquier DHA derivado de algas tenga una mejoría significativa. La mejora y recuperación autónomas, médicamente conside-

radas imposibles hasta que inventé El Protocolo Nemecheck™ en mi práctica profesional, solo se han realizado con DHA de base marina.

¿Puede una forma de omega-3 (EPA o ALA) sustituir al DHA del pescado? No. Otras formas de ácidos grasos omega-3 no marinos, como el aceite de linaza (ALA), no penetran el sistema nervioso central lo suficiente como para tener un impacto en la inflamación o la función de la microglía.

Advertencia:

Nunca utilizo ningún producto de combinación omega 3-6-9 con mis pacientes. La cantidad excesiva de ácidos grasos omega-6 en la dieta es una gran parte del problema de la inflamación, así que los evito en mi práctica. Agregar más ácidos grasos omega-6 de cualquier tipo solo puede servir para empeorar la inflamación subyacente.

**Adultos mayores de 18 años
Suplementación de ALA Omega-3
de nueces, lino o chía**

El tercer componente del omega-3 es ALA, (Ácido Alfa-Linolénico), que es omega-3 de origen vegetal. Hay algunas investigaciones que sugieren que el ALA puede ayudar a que penetren pequeñas cantidades de DHA en el cerebro; pero en este momento, no se sabe con certeza.

En los últimos años de la adolescencia y en pacientes adultos, el Protocolo Nemecheck™ sugiere que deben tomar algún tipo de suplemento diario de ALA omega-3 de nueces (tostado en seco), lino o semillas de chía molidas; siempre que no sean alérgicos a ninguno de esos productos. .

Si mis pacientes eligieron consumir nueces como parte del Protocolo Nemecheck™, les indico que coman un mínimo de ¼ de taza de nueces por día. Todas las nueces de árbol contienen suministros adecuados de ALA y éstas incluyen almendras, pacanas, pistachos, anacardos y nueces.

Los cacahuetes secos o tostados, que son leguminosas y no son frutos secos, también son una fuente aceptable de ALA. Asimismo, los cacahuetes secos o tostados son diferentes a los cacahuetes en otras formas, como las mantequillas de maní, que pueden contener algunos de los aceites vegetales dietéticos omega-6 (aceite de soja, aceite de semilla de algodón, aceite de semilla de uva) que mis pacientes están reduciendo activamente.

Si mi paciente decide consumir su ALA contenido en semilla de lino o semillas de chía molidas, se complementará con $^1/_2$ a 1 cucharada por día.

Si consumen aceite de linaza en forma líquida o en gel blando, la cantidad se debe encontrar entre 500 y 1.000 mg una vez al día.

PASO 3. REDUCCIÓN DE LA INGESTA DIETÉTICA DE ÁCIDOS GRASOS OMEGA-6

Parte de la reducción de las citoquinas proinflamatorias en El Protocolo Nemecheck™ proviene de una disminución en la ingesta dietética del paciente de aceites de cocina de ácidos grasos omega-6 de alta concentración.

Esto se hace, tanto dejando de cocinar con ellos (aceites vegetales, margarina, manteca) como eliminando los alimentos que contienen aceites con alto contenido de ácido linoleico como ingredientes.

Instruyo a mis pacientes para que eviten consumir productos alimenticios que contengan ácidos grasos omega-6, y éstos son **prohibidos:**

- Aceite de soja (soja)
- Aceite de girasol
- Aceite de maíz
- Aceite de cártamo
- Aceite de algodón
- Aceite de semilla de uva
- Aceite de cacahuete
- Margarina

- Manteca vegetal

Los alimentos que contienen leche de soja o proteína de soja están permitidos siempre y cuando no incluyan en la etiqueta ninguno de los aceites prohibidos.

En estas primeras etapas del Protocolo Nemecheck™, la eliminación de los aceites omega-6 de los alimentos suele ser lo más difícil para mis pacientes. Es necesario que lean las etiquetas de todos los alimentos procesados y comprados en la tienda.

Si el producto alimenticio contiene alguno de los aceites prohibidos mencionados anteriormente, debe encontrar una marca diferente o encontrar uno que contenga un aceite aceptable.

Hay algunos aceites que tienen un equilibrio más saludable de la relación de ácidos grasos omega-6 a omega-3 y éstos son **aceptables:**

- Aceite de canola
- Aceite de coco
- Aceite de semilla de palma

Una vez que mis pacientes comienzan a leer las etiquetas de los aceites omega-6, se les hace evidente hasta qué punto estos aceites ahora aparecen en los alimentos que comen todos los días, como los aderezos para ensaladas y el pan.

Los aceites Omega-6 se pueden encontrar en alimentos que de otra manera podríamos considerar limpios, orgánicos y saludables. Incluso, aparecen como ingredientes en algunos alimentos para perros.

Indicador:

Les aconsejo a los pacientes que memoricen los tres aceites aceptables, es más fácil que tratar de recordar los aceites prohibidos.

A menudo les digo: "Pueden consumir aceite de canola".

Advertencia:

Algunos productos dicen que contienen un aceite prohibido o aceptable (por ejemplo, "puede contener aceite de soja o aceite de canola"). El consumidor se queda preguntándose qué aceite se está utilizando en el producto. Yo personalmente sugiero el no ingerirlos por precaución y evito los productos cuyos ingredientes no son claros para mí.

PASO 4. PREVENCIÓN DEL CEREBRO E INFLAMACIÓN SISTÉMICA A PARTIR DE ÁCIDOS LINOLEICOS, ARACHIDÓNICOS Y PALMÁTICOS DIETÉTICOS EXCESIVOS

Mientras estén en El Protocolo Nemecheck™, los pacientes deben hacer un esfuerzo constante para evitar el omega-6 en los aceites de cocina y los alimentos, pero también, para protegerse de los omega-6 que no pueden controlar.

Hay tres ácidos específicos que les pido a mis pacientes que eviten para prevenir la inflamación cerebral:

1. El ácido linoleico se encuentra más comúnmente en los aceites vegetales no naturales agregados a los alimentos que compramos.
2. El ácido araquidónico, contenido en concentraciones elevadas en carnes dietéticas basadas en granos como la soja o el maíz.
3. El ácido palmítico localizado en grandes cantidades en alimentos procesados, así como en alimentos a base de granos.

Estos algunos aspectos que a los pacientes les resultan difíciles de controlar porque es posible que no puedan leerlos en la etiqueta de los ingredientes; es probable que no sepan qué contiene la carne o el pescado que comen, o que desconozcan las características de los aceites de cocina que están siendo utilizados en un restaurante.

Un nuevo tipo de ácido graso omega protector que se presenta a mis pacientes en El Protocolo Nemecheck™, es el ácido graso omega-9 que se encuentra en el auténtico aceite de oliva extra virgen doméstico.

El uso o consumo de omega-9 es un paso esencial, y debe realizarse regularmente para asegurar la máxima recuperación.

El consumo de Suplementos diarios de aceite de oliva extra virgen de California para reducir la inflamación sistémica

AAdemás de disminuir el consumo de aceites de cocina de ácidos grasos omega-6 de alta concentración como se indica, todas las familias de mis pacientes deben cocinar sus alimentos en Aceite de Oliva Extra Virgen (AOVE).

El AOVE contiene un 70% de ácido oleico; y el ácido oleico no solo bloquea, sino que también revierte la inflamación subyacente proveniente del exceso de ácidos grasos omega-6 y la toxicidad del ácido palmítico.

Específicamente, mis pacientes reciben instrucciones de cocinar todos los alimentos que preparen en su hogar en California con aceite de oliva extra virgen (vea la advertencia a continuación sobre el AOVE importado) diariamente.

Varios estudios indican que los adultos se beneficiarán del consumo diario de dos (02) cucharadas (30 ml) de aceite de oliva extra virgen. Pero las dosis diarias para los niños son menos claras.

Para mis pacientes que son niños menores de 5 años, creo que el uso de AOVE cuando se cocinan alimentos debería ser una cantidad adecuada. A partir de los 5 años, además de cocinar con AOVE, mis pacientes reciben las siguientes pautas:

- Edad de 5 - 10 años, consumir $^1/_2$ cucharada por día.
- Edad de 11 - 18 años, consumir 1 cucharada por día.

- Edad de 19 años en adelante: consumir 2 cucharadas por día.

Indicador:

El AOVE puede mezclarse en una variedad de líquidos o tomarse en una cuchara. Algunos de mis pacientes mayores suavizan el sabor con una gota de balsámico o una gota de jugo de limón.

Advertencia:

EEl AOVE es un producto ampliamente no regulado y el fraude agrícola o los productos importados adulterados es una gran preocupación para mis pacientes. Algunos aceites de oliva se pueden diluir con un alto porcentaje de aceite de soja u otros aceites vegetales, los mismos elmentos que estamos tratando de evitar.

Debido al alto riesgo de comprar aceites de oliva importados fraudulentos, los pacientes con el Protocolo Nemecheck™ solo usan aceites de oliva extra virgen certificados por el Consejo Oleícola de California (COOC) (visite www.cooc.com para obtener más información).

Hay una variedad de sabores y olores en los aceites certificados COOC, por lo que animo a las familias a experimentar con diferentes productores hasta que encuentren uno que prefiera su familia.

PASO 5. INDUCCIÓN DE NEUROPLASTICIDAD

La neuroplasticidad es la capacidad del cerebro para formar y reorganizar las conexiones sinápticas. En otras palabras, así es como el cerebro encuentra nuevas vías a través de las neuronas para realizar ciertas tareas.

Debido al estrés inflamatorio que experimentan, todos los niños con autismo tienen deterioro de la neuroplasticidad. Esto también contribuye a la demora o el retraso subyacente del desarrollo, así como a la lesión cerebral acumulativa.

Los pasos del 1 al 4 ayudan a restaurar la neuroplasticidad natural, pero se pueden tomar medidas adicionales para mejorar la capacidad del cerebro para crear nuevas conexiones neuronales necesarias para el funcionamiento normal.

Muchos niños autistas ya están inscritos en estos programas, y la mejoría neurocognitiva que experimentan proviene del proceso de neuroplasticidad. Algunos programas incluyen:

- Estimulación del Nervio Vago (ENV)
- Análisis de comportamiento aplicado (ABA, por sus siglas en inglés)
- Terapia de respuesta pivotal
- Terapia del comportamiento verbal
- Terapia de integración sensorial

La Estimulación del Nervio Vago (ENV) es un tratamiento que implica la estimulación eléctrica del nervio vago. El nervio vago es el décimo nervio craneal y transporta información de la rama parasimpática del sistema nervioso autónomo.

Las señales neurológicas en el nervio vago viajan hacia arriba en el cerebro y hacia abajo a todos los órganos del cuerpo. Las señales que viajan hacia arriba son capaces de inducir neuroplasticidad, mientras que las señales que viajan hacia abajo, mejoran la función del órgano y ayudan a suprimir los niveles anormales de inflamación.

La ENV produce la supresión de la inflamación y un aumento de la neuroplasticidad, especialmente cuando se combina con una actividad cognitiva (habla, lectura, entrenamiento matemático), sensorial (terapia de integración) o motora (fisioterapia o entrenamiento de la marcha).

Estimulación del nervio vago

Mi área de interés, y el enfoque de mi práctica médica interna,

PASO 2-4: REDUCCIÓN DE LA INFLAMACIÓN CEREBRAL | 65

está en la disfunción y recuperación del sistema nervioso autónomo. Describiré el sistema nervioso autónomo y mi invención de tratamiento con más detalle, **el Protocolo Nemechek ™ para recuperación autónoma,** patente pendiente, (el Protocolo Nemechek ™ para el Autismo es solo una parte de mi programa) en el Apéndice I de este libro.

Para los fines de este capítulo, le hago saber que el sistema nervioso autónomo es una parte integral del control de la inflamación de nuestros cerebros y nuestros cuerpos.

La estimulación del nervio vago es un tratamiento médico prescrito por un médico que consiste en administrar impulsos eléctricos muy bajos al nervio vago. Como ya se mencionó, el nervio vago lleva información de inflamación en la rama parasimpática del sistema nervioso autónomo.

Los estimuladores del nervio vago se han implantado en pacientes en los EE. UU. desde finales de la década de 1990, pero también es posible estimular el nervio en el exterior. Esto se llama medicina bioeléctrica. Utilizo un estimulador de nervio vago portátil como parte del Protocolo Nemecheck™ que muchos de mis pacientes adultos y algunos de mis pacientes autistas emplean en casa.

El uso de la estimulación transcutánea (en la piel) del nervio vago (tVNS) durante 5-10 minutos por día es una herramienta extremadamente poderosa y efectiva para la supresión de la inflamación y para la inducción de la neuroplasticidad.

La supresión de la inflamación dentro del cerebro mejora la reparación cerebral y las habilidades de reducción neuronal de la microglía.

Puedo agregar tVNS al tratamiento de un niño en una etapa posterior del Protocolo Nemechek ™ si no hay recuperación. Una vez que la recuperación ha comenzado, el tratamiento con tVNS no acelera ni expande la amplitud de la recuperación de un niño y no es necesario. El uso de tVNS es para provocar un cambio en los pacientes que no respondieron.

Mis pacientes particularmente, usan diferentes configuraciones de frecuencia y por distintos períodos de tiempo, de acuerdo con una serie de factores que como su médico, considero.

E s posible que tVNS cause daño si se programa o se realiza de forma incorrecta.

Soy un líder experto en la aplicación clínica de tVNS y muchos de mis pacientes viajan a mi oficina en Arizona para que se les recete un estimulador de nervio vago transcutáneo portátil que pueden usar en casa, con la posibilidad de comprar piezas de repuesto para el próximo año.

No prescribo ni realizo ningún otro método no eléctrico de estimulación del nervio vago porque creo que otros métodos son ineficaces para mantener el cambio saludable en la función de microglía.

Indicador:

La mayoría de mis pacientes autistas no necesitan tVNS; de hecho, mi caso más severo de autismo en adultos continúa mejorando año tras año sin usar tVNS.

Advertencia:

El tVNS no está disponible y requiere de la gestión de un médico capacitado en esta metodología. Nadie debería intentarlo por su cuenta porque podría causarle daño a su hijo.

Se requieren ajustes eléctricos específicos y duraciones de tiempo apropiadas para un tratamiento seguro y efectivo.

7

RECUPERACIÓN Y RESOLUCIÓN DE PROBLEMAS CON EL PROTOCOLO DE NEMECHEK

MINIMIZAR VARIABLES

"Los padres a menudo se preguntan: ¿Qué tan rápido tarda el cerebro en recuperarse?

El cerebro se recupera tan rápido como crece el cabello. Todos los días tu cabello se ve del mismo tamaño hasta que, después de unos meses, de repente te das cuenta de que necesitas un corte de cabello"

— Dr. Patrick M. Nemechek, D.O.

EL PROCESO DE RECUPERACIÓN

El proceso de reversión y recuperación de las características clave del autismo que he visto en mis pacientes, comienza con el período de despertar. Después del período de despertar, uno de los padres verá el alcance completo de la demora en el desarrollo subyacente del niño, las lesiones cerebrales y la disfunción del sistema nervioso autónomo. Desde este punto en adelante, la reducción neuronal normal puede comenzar el proceso de desarrollo y maduración neurológica gradual.

Todos los niños con autismo tienen algún grado de retraso en el desarrollo subyacente al estupor causado por el ácido propiónico. La reversión del sobrecrecimiento bacteriano con inulina o rifaximina da como resultado la caída del ácido propiónico y la reversión de la encefalopatía tóxica. La caída generalmente resulta en una mejora repentina de la función y la conciencia en unas pocas semanas.

A pesar de estas mejoras en la función y la conciencia con la caída de ácido propiónico, muchos niños no vuelven al funcionamiento normal porque todavía tienen un cierto retraso subyacente del desarrollo (en algunos pacientes bastante graves) además de TDA, TDAH, problemas sensoriales o convulsiones. Estos niños también pueden tener depresión crónica, ansiedad o comportamientos agresivos debido a pasadas lesiones cerebrales sin resolver.

A medida que el estado propiónico estimulado se incrementa, los padres observarán el estado actual del niño en relación a cualquier desarrollo emocional, motriz y sensorial subyacente. Los síntomas y las conductas pueden estar empeorando en este momento, pero esto no es un empeoramiento del autismo.

El verdadero alcance del retraso en el desarrollo del niño, las lesiones cerebrales y la disfunción autonómica, podrían ser diferentes a lo que los padres han percibido. O el niño despierto, finalmente puede expresar los síntomas de sus lesiones.

La demora en el desarrollo o las lesiones cerebrales del niño son condiciones que tardarán más en revertirse o recuperarse; pero mes tras mes y luego año tras año, estos aspectos pueden mejorar lentamente.

¿CUÁN PRONTO SE PUEDE INICIAR EL PROTOCOLO NEMECHEK™?

Recomiendo que las personas consulten a su pediatra si su hijo tiene menos de 12 meses de edad, o si hay algún otro problema relacionado con el niño de cualquier edad, antes de comenzar cualquier régimen nuevo.

En mis pacientes, creo que los componentes de aceite de pescado e inulina del Protocolo Nemecheck™ deben iniciarse a la primera señal de cualquier problema de desarrollo en un niño.

La administración de suplementos de aceite de pescado puede comenzar en recién nacidos o al principio de la vida de un niño, especialmente si la madre presenta algunos signos de sobrecrecimiento bacteriano.

La ingesta de suplementos de inulina puede iniciarse con cualquier signo de cólico crónico, estreñimiento, diarrea o reflujo.

EDAD DEL PACIENTE Y LONGITUD DEL TIEMPO

La edad del paciente y el tiempo que ha estado bajo la influencia del ácido propiónico son dos variables en el proceso de recuperación.

Es importante comprender que el proceso de recuperación cerebral requiere tiempo, esfuerzo constante y puede depender en gran medida de la edad del niño. Los pacientes más jóvenes pueden responder inicialmente más rápido, pero también he visto un progreso significativo en los adultos jóvenes con autismo.

Creo que las razones de las diferentes recuperaciones y las tasas de mejoría en mis pacientes se deben a que el cerebro de un niño mayor experimentará un sobrecrecimiento bacteriano prolongado e inflamación; mientras que el cerebro de un niño más pequeño, no.

Los niños mayores también pueden tener múltiples lesiones cerebrales no resueltas debido al ciclo de microglía estimulada de más daño con menos reparación a lo largo de sus años.

Proporciono atención a dos adolescentes autistas no verbales (de 14 y 16 años), y aunque mostraron signos de mejora continua, tomó cuatro o cinco meses para que comenzaran a hablar.

En términos de habla y comunicación, los pacientes más jóvenes pueden comenzar a hablar en unas pocas semanas, mientras que a los adolescentes les puede tomar de cuatro a seis meses.

Una paciente de 23 años no comenzó a hablar hasta que tuvo ocho o nueve meses de tratamiento conmigo.

Pero sorprendentemente, e incluso en los casos más severos con los que he trabajado, los jóvenes adultos han tenido una mejora notable en cuanto a la conciencia de su entorno en las primeras semanas.

EL PERÍODO DE DESPERTAR

El primer cambio que veo en la recuperación durante las primeras semanas con mis pacientes se debe a la disminución inicial de los efectos tóxicos del ácido propiónico en sus cerebros. Esto es lo que llamo "el período de despertar".

Es útil ver a un niño con autismo como un niño que ha tomado un sedante como Valium. Todos sus comportamientos serán sometidos, pueden dormir más, pueden parecer tranquilos, pueden no ser coherentes, pueden no hablar y pueden no ser conscientes de lo que los rodea.

En el caso del autismo, el sedante es el ácido propiónico producido por las bacterias en el propio tracto intestinal del niño.

Revertir el sobrecrecimiento bacteriano esencialmente elimina el sedante de su cuerpo, y el niño se vuelve más alerta cognitivamente.

Los niños en el período de despertar son más conscientes de su entorno. A menudo son más tolerantes de ser tocados o detenidos, y con frecuencia están más dispuestos a acercarse a alguien y estar físicamente más cerca de ellos. También pueden ser más activos y enérgicos, comunicarse más y, a menudo, dormir menos.

Después de las primeras semanas del período de despertar, las tasas de recuperación son muy variables debido al grado de retraso en el desarrollo subyacente al estado de encefalopatía tóxica de cada paciente.

Si el proceso de citocinas inflamatorias ha estado ocurriendo desde su nacimiento, obviamente el niño tendrá dificultades; a diferencia de un niño que se desarrolla normalmente hasta su evento regresivo a los dieciocho meses, por ejemplo.

Si la inflamación es leve, el retraso en el desarrollo a menudo es relativamente menor y los niños a menudo recuperan la función con bastante rapidez.

Con una inflamación muy temprana e intensa, puede haber tanto retraso o arresto en el desarrollo que el niño puede ser etiquetado como retrasado mental. A pesar de esto, tengo niños bajo mi cuidado que se ajustan a esta descripción y se están recuperando como se esperaba. Puede tomar más tiempo para ellos, pero no veo ningún obstáculo que sea intransitable.

LA VERDADERA EXTENSIÓN DE DISFUNCIÓN CEREBRAL

Pero si el niño también tiene lesiones cerebrales subyacentes por traumas físicos, emocionales o inflamatorias, los padres pueden ver más arrebatos de ira, hiperactividad, ansiedad y comportamiento de estimulación después del período de despertar.

Y debido a que el niño muy frecuentemente también tendrá retraso en el desarrollo subyacente, los padres observarán comportamientos inmaduros que no coinciden con la edad actual del infante.

Los padres pueden observar a un niño de 14 años que se comporta emocionalmente como un niño de 3 años; o un niño que puede escribir, pero no habla, o un adolescente que tiene la coordinación de un niño de 7 años.

La demora en el desarrollo puede ocurrir en una región del cerebro mucho más que en otra, por lo que las posibles combinaciones de desajustes de desarrollo en los niños son enormes.

El punto principal es que el cambio de comportamientos después del período de despertar no empeora los problemas subyacentes, es finalmente una visión del verdadero daño subyacente y el retraso del desarrollo, porque el sedante que amortiguó su comportamiento general finalmente se ha ido. Los niños no están peor, finalmente están despiertos.

Para algunos padres, esta etapa puede ser más desafiante que otras porque los comportamientos subyacentes son más perjudiciales para el hogar.

Después de reducir el sobrecrecimiento bacteriano, el nuevo desarrollo y la reparación dependen de la reducción constante de la inflamación con aceite de pescado, California EVOO, y la eliminación de los aceites vegetales omega-6 de la dieta.

Estos comportamientos deberían mejorar porque el cerebro de un niño es notablemente capaz de recuperarse.

Mi paciente ASD no verbal de 23 años, finalmente pudo comenzar a hablar en español e inglés después de ocho meses, pero solo después de pasar por un período de arrebatos de ira en el autobús escolar, experimentando una mayor ansiedad cuando estaba sentada quieta, y después de pasar por episodios de tener rabietas en la tienda de comestibles.

Una vez que disminuyeron sus niveles propiónicos, ella tuvo berrinches como cualquier otro niño de 3 años en la tienda de comestibles cuando sus padres le dijeron que volviera a poner un artículo en el estante.

Sus estallidos de ira y ansiedad provenían de la persistente disfunción del sistema nervioso autónomo que desencadenó sus sentimientos de "lucha o huida" si se quedaba quieta demasiado tiempo.

Pero ahora su cerebro se ha desarrollado y su sistema nervioso autónomo se ha recuperado de las deficiencias del desarrollo o las lesiones cerebrales que han causado estos comportamientos.

EL RITMO DE LA RECUPERACIÓN

El punto importante a recordar es que el cerebro de un niño tiene una enorme capacidad para continuar el camino del desarrollo una vez que la inflamación se controla constantemente.

La reducción neuronal y sináptica volverá a iniciarse, y de acuerdo con la literatura en el retraso del desarrollo, los niños pueden ponerse al día aproximadamente de dos a tres meses de desarrollo por cada mes del calendario.

En mi experiencia, la recuperación parece avanzar a este ritmo, si acaso, no más rápido.

Con frecuencia me preguntan qué más podría hacer alguien para acelerar la curación.

Les digo a los padres que piensen en el proceso de reparación cerebral como alguien que quiere acelerar la recuperación de su brazo roto. Un brazo roto no cicatrizará a una mayor velocidad haciendo algo "extra".

También les digo a los padres que no deben comparar el comportamiento de sus hijos hoy con el de ayer, sino compararlos con cómo fueron hace varios meses o cuando comenzaron a ser mis pacientes.

En ocasiones, las mejoras pueden ser lentas o no muy visibles, por lo que también los aliento a permanecer allí y continuar con el aceite de pescado. Pero si el niño no mejora significativamente en los primeros dos meses, comenzaré a hacer ajustes en las dosis de éste.

Generalmente, los padres comienzan a duplicar la dosis de los ácidos grasos omega-3 de mi paciente.

Y si mi paciente aún no mejora, especialmente si nació con autismo, puedo agregar estimulación del nervio vago bioeléctrica a su tratamiento, en un esfuerzo por reducir aún más la producción de citocinas y la inflamación. La mayoría de mis pacientes, sin embargo, no necesitan este paso del tratamiento.

LIBERACIÓN DE HISTAMINA

Algunos de los padres de mi paciente preguntan acerca de la liberación de histamina, y siempre es necesario hablar sobre las reacciones de la histamina con el médico de su hijo.

La histamina es un químico liberado de un glóbulo blanco llamado mastocito, lo cual ocurre cuando el glóbulo blanco se activa. La activación de los glóbulos blancos se conoce comúnmente como inflamación.

Una respuesta saludable a la histamina por los mastocitos requiere un equilibrio entre la producción y la eliminación de la histamina.

Las reacciones excesivas a la histamina se deben a la producción excesiva de ésta, la ingesta excesiva de histamina en la dieta o su eliminación inadecuada de los tejidos debido a una deficiencia genética de la diamina oxidasa (DAO).

Fuentes Excesivas de Histamina:

1. Reacción alérgica verdadera a una sustancia
2. Aumento de la ingesta dietética de histamina
3. Liberación inflamatoria de histamina de mastocitos
4. Disminución de la eliminación de histamina debido a la deficiencia de DAO

Una reacción clínica de la histamina excesiva debido a cualquiera o todos los mecanismos mencionados anteriormente puede causar dolores de cabeza, frecuencia cardíaca rápida, urticaria, picazón, diarrea y presión arterial baja.

En los niños con autismo, los padres informan con frecuencia sobre el aumento de la sensación de adormecimiento, la agresión o los dolores de cabeza. Cada uno de estos mecanismos puede conducir a una reacción clínica por el aumento de los niveles de histamina en el torrente sanguíneo.

Las verdaderas reacciones alérgicas a los alimentos o medicamentos no son infrecuentes y pueden causar la liberación de histamina. A veces, un verdadero escenario alérgico puede poner en peligro la vida, como es el caso de las alergias al maní o al nogal.

El aumento de los niveles de histamina también puede ocurrir si un individuo tiene una mutación genética que conduce a una deficiencia en la diamina oxidasa (DAO), la enzima responsable de degradar y eliminar la histamina de los tejidos intestinales. Estas mutaciones son algo raras dentro de la población general.

Muchas personas creen que el pescado en sí mismo es rico en histamina y esto es incorrecto. Su creencia puede estar basada en observar que alguien que estaba tomando aceite de pescado o comiendo pescado podría tener una reacción de histamina.

La reacción a la histamina que experimentan la mayoría de la gente no proviene de la histamina dentro del pez, sino que en realidad es producida por bacterias en pescados mal conservados e inadecuadamente refrigerados.

Este problema solía llamarse envenenamiento por peces scromboid. El término "intoxicación por pescado con histamina" ahora se considera más apropiado porque muchos casos son de peces no compactos. Los ejemplos incluyen el mahi-mahi (pez delfín), el madrigal, el arenque, la sardina, la anchoa y el pescado azul.

La reacción a la ingesta de los peces se asemeja a una reacción alérgica, pero en realidad es causada por toxinas generadas por bacterias en los tejidos del pez.

Si el aceite de pescado se fabrica a partir de pescado contaminado, se podría esperar que el aceite de pescado contenga niveles más altos de histamina y otras toxinas.

Creo que las causas principales de las reacciones de histamina que se observan en el autismo provienen del aceite de pescado de baja calidad y/o de una estimulación inflamatoria excesiva de los mastocitos que rodean el intestino delgado con una liberación de histamina.

Los dos factores de dicha reacción son: (1) el aumento de la inflamación por translocación bacteriana (intestino permeable) debido al sobrecrecimiento bacteriano; y (2) la pérdida del reflejo inflamatorio del sistema nervioso autónomo debido a una lesión cerebral acumulativa.

El reflejo inflamatorio autónomo, también conocido como reflejo inflamatorio del vago, se refiere al control de las células inmunes (incluidas las células cebadas) que rodean el intestino delgado tanto por las ramas simpáticas como parasimpáticas del sistema nervioso autónomo.

El daño crónico a este mecanismo de control de la inflamación es común con la lesión cerebral acumulativa.

El Protocolo Nemechek ™ minimiza las reacciones excesivas de histamina a través de algunos principios básicos:

1. Mis pacientes siempre usan un aceite de pescado de alta calidad. Nordic Naturals y NOW Foods tienen una excelente reputación y siempre demuestran ser de alta calidad cuando se prueban en laboratorios independientes.
2. Si hay un historial de reacciones de histamina en mi paciente, retraso la administración de suplementos con aceite de pescado durante 2-3 semanas después del inicio de la inulina o posteriormente al tratamiento con rifaximina para permitir que el tracto intestinal se cure. Esto puede prevenir la filtración de histamina

posiblemente contenida dentro de los alimentos, y disminuir la liberación de histamina de la inflamación asociada con la translocación bacteriana (intestino permeable).
3. Si los síntomas persisten a pesar de esto, considero el uso de terapia de bloqueo de histamina simple o doble con un antihistamínico H1 y/o antihistamínico anti H2.
4. Entonces consideraría reequilibrar el tracto intestinal con rifaximina en un paciente más joven si existe la sospecha de que el sobrecrecimiento bacteriano no se suprime adecuadamente con la inulina sola con el tiempo.

SOBRE EL ENFOQUE Y EL IMPREVISTO INCORRECTO

Algunos cambios durante o después del período de despertar, pueden ser notables en la condición de la piel del niño, o en el movimiento o la velocidad del tracto digestivo.

Una de las ideas erróneas que se presentan con los pacientes es que, aparte de una leve erupción cutánea ocasional después de reequilibrar el intestino, los "efectos de las levaduras" informados por muchos padres, no son de levaduras. Los cambios en la piel, las heces y el comportamiento se deben al desplazamiento de las bacterias y al alcance de los problemas subyacentes.

En pacientes con autismo, me complace ver señales de que tienen una reducción en la ansiedad (mejor sueño, menos ansiedad, menos ejercicio), están más en contacto con su entorno (mejor contacto visual, reconociendo la llegada de una persona familiar) o están más despiertos o alertas (menos siestas, se levantan más temprano, aumentan la actividad mental y el compromiso). Para mí, estas son evidencias de que los niveles de ácido propiónico están disminuyendo.

Algunos padres se enfocarán demasiado en un problema menor (estreñimiento, riendo más, levantarse más temprano, tener las manos sobre los oídos, malhumor, etcétera) e interpretar lo que es malo o negativo.

Estas cosas pueden parecer bastante extrañas, pero se resolverán con una pequeña recuperación del desarrollo a lo largo del tiempo. El exceso de concentración en asuntos como éstos, puede hacer que un padre pierda la visión más amplia de que éste es solo un paso en la mejora gradual del niño.

Es la transición de un niño con retraso en el desarrollo afectado por el cambio de ácido propiónico en un niño que no se ve afectado por dicho ácido.

COMPORTAMIENTO DESFASADO DE LA EDAD

Los padres deben anticipar que la madurez emocional de sus hijos generalmente no coincidirá con su edad física durante la recuperación.

Pueden tener un niño autista que tiene 6, 12 ó 24 años, pero que se comporta como si fuera un niño de 2 años. Deben hacer todo lo posible para ser pacientes durante este momento difícil; porque en unos meses más, un niño con comportamientos de un niño de 2 años puede comenzar a conducirse como si tuviera 3 ó 4 años.

En unos meses después de eso, pueden progresar al comportamiento de un niño de 5 ó 6 años. Y así sucesivamente.

Mi paciente de 23 años que aprendió a hablar después de ocho meses con este protocolo, inicialmente se comportó como si tuviera 3 años. Sus padres informaron que ella tenía alrededor de la edad de cuatro años cuando su condición había empeorado siendo una niña pequeña.

Pero en seis meses, estos berrinches se habían detenido y

comenzó a hablar y comportarse más como una niña de 5 años (jugando a vestirse, compartiendo juguetes, etcétera).

Los niños con autismo tienen la capacidad de recuperación del desarrollo a una tasa que es de dos a tres meses por cada mes del calendario en que se reduce la inflamación; pero, la madurez emocional en diferentes individuos puede ocurrir de manera intermitente.

ESTREÑIMIENTO, ESTIMACIÓN Y DISFUNCIÓN AUTÓNOMICA

El Sistema Nervioso Autónomo (ANS) es una gran parte del sistema nervioso que controla y coordina todas las funciones orgánicas, la producción hormonal y la mayor parte del sistema inmunitario.

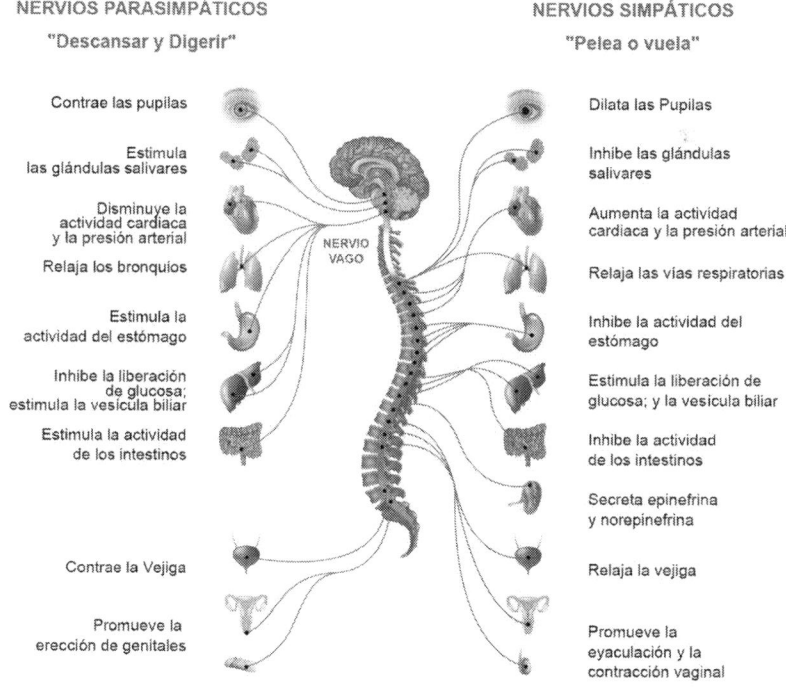

El mismo proceso inflamatorio que impide que el cerebro se desarrolle correctamente, también evitará que el cerebro repare el daño al sistema nervioso autónomo que ocurre con golpes en la cabeza, caídas accidentales, traumas emocionales intensos o trauma inflamatorio de la cirugía, pruebas de alergia o reacciones adversas a las vacunas.

El daño residual de lesiones anteriores se sumará al daño de nuevas lesiones en un proceso conocido como Lesión Cerebral Acumulativa (CBI).

Las lesiones cerebrales acumuladas finalmente conducirán a un daño suficiente del sistema nervioso autónomo como para que el niño experimente síntomas.

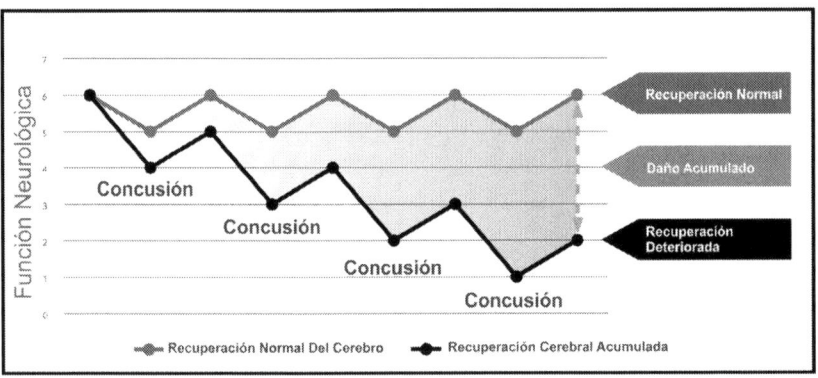

Un problema muy común después de la reversión del sobrecrecimiento bacteriano es la aparición de estreñimiento en los niños. El cerebro controla el movimiento del tracto digestivo, como una cinta transportadora, a través del sistema nervioso autónomo.

Desde un punto de vista autónomo, el estreñimiento es la incapacidad del sistema nervioso de empujar el contenido del excremento hacia delante sobre esa cinta transportadora.

Comprender los mecanismos que mueven el tracto digestivo ayuda a los padres a comprender los cambios que ven en mi paciente durante el tratamiento del crecimiento excesivo bacteriano. El sobrecrecimiento bacteriano puede provocar estreñimiento o diarrea (un aumento en la tasa de producción de heces), o ambos.

Si un niño tiene una mayor tasa de producción de heces debido al sobrecrecimiento bacteriano (es decir, diarrea) mientras que al mismo tiempo tiene una propulsión hacia adelante inadecuada del daño del sistema nervioso autónomo (es decir, estreñimiento), puede parecer que tiene un patrón de defecación normal.

Los padres no entienden que este patrón normal puede deberse a dos desequilibrios opuestos.

Esta es la razón por la cual una vez que el sobrecrecimiento bacteriano se reequilibra y se corrige con inulina o rifaximina, el estreñimiento del niño de repente parece ser 'causado por' estas terapias.

Pero, de hecho, lo que realmente ocurre es que la diarrea simplemente se resolvió haciendo que el problema neurológico subyacente (estreñimiento) sea más obvio.

El problema neurológico subyacente (estreñimiento) es algo que mejora lentamente a medida que el paciente toma diligentemente su aceite de pescado, AOVE, y reduce sus aceites dietéticos omega-6.

Estas herramientas simples y efectivas en El Protocolo Nemecheck™ cambian constantemente la microglía del paciente al modo de reparación, reducen la inflamación del cerebro y estimulan la producción de células madre del cerebro.

Cuando ocurren estas cosas, la reparación del sistema nervioso autónomo también comienza en serio. Es la mejora de la función del sistema nervioso autónomo que permite que la cinta transportadora digestiva se mueva más naturalmente de nuevo.

Afortunadamente, el sistema nervioso es capaz de recuperarse siempre que la inflamación del cerebro esté adecuadamente controlada con aceite de pescado, AOVE, omega-6 reducido y estimulación del nervio vago cuando sea apropiado.

ANSIEDAD, ESTIMACIÓN Y DISFUNCIÓN AUTONÓMICA

Otro problema común de la disfunción del sistema nervioso autónomo es la incapacidad del niño para regular adecuadamente la presión sanguínea y el suministro de oxígeno al cerebro. Esto se conoce como hipoperfusión cerebral.

Los bajos niveles de oxígeno en el cerebro por hipoperfusión cerebral son causas comunes de dolores de cabeza, aturdimiento, mareos, aumento de los niveles de hambre o sed, concentración deficiente, fatiga crónica y ansiedad en los niños.

A veces, los bajos niveles de oxígeno en el cerebro pueden causar un aumento rápido de una hormona del estrés llamada noradrenalina. La noradrenalina es la hormona principal de "lucha o huida" del cuerpo que proviene de la rama simpática del sistema nervioso autónomo.

La liberación de esta hormona puede hacer que los niños se vuelvan agresivos, enojados, físicamente violentos o ansiosos, con pánico y abrumados.

Esta fiebre de la noradrenalina también puede provocar que algunos niños experimenten un aumento temporal de la conducta auto estimuladora (de aturdimiento) y repetitiva, de los berrinches y del apego.

Veo estos problemas en mis pacientes con disfunción autonómica con frecuencia. Aumentar la hidratación de mi paciente o aumentar su ingesta dietética de sal puede ayudar con algunos de sus síntomas más leves de oxígeno bajo en el cerebro.

Los síntomas de bajo nivel de oxígeno en el cerebro y los estallidos emocionales pueden ocurrir cuando los niños permanecen sentados por períodos prolongados.

Ejemplos comunes de esto son el actuar de manera agresiva (pegar, gritar o morder) en el autobús escolar, mientras viaja en un automóvil o está sentado en clase.

Las formas simples de ayudar a aumentar la presión arterial y el suministro de oxígeno al cerebro, incluyen permitirles moverse un poco para que sus músculos se contraigan y empujen la sangre hacia arriba, contra la gravedad. Esto puede hacerse haciendo que se pongan de pie, que caminen o anden en bicicleta.

Para los casos más graves que no son manejables por la sal, la hidratación y la actividad física, recomiendo una evaluación de un neurólogo o médico que tenga experiencia en el tratamiento de pacientes con disfunción del sistema nervioso autónomo. Hay medicamentos que pueden aumentar la presión arterial y ayudar a cortar estos síntomas.

Con el tiempo, según el cerebro se recupera, estos tipos de medicamentos pueden disminuirse a medida que el daño del sistema nervioso autónomo se repara a sí mismo.

SUPLEMENTOS Y MEDICAMENTOS RECETADOS

Creo que un niño que esté bajo la supervisión directa de un profesional que le recete medicamentos y suplementos siempre debe consultar con el médico que prescribe sobre todos los fármacos y otros productos que le dan al niño.

Ningún medicamento o suplemento prescrito se debe reducir o suspender sin el permiso y bajo la dirección de dicho médico.

También considero que los niños están siendo tratados en exceso con una enorme cantidad de suplementos para el estrés oxidativo, defectos mitocondriales, digestión, biopelícula, sobrecrecimiento de levadura y otras alteraciones metabólicas genéticamente inducidas.

Aunque muchos de esos tipos de suplementos pueden haber causado alguna mejoría, no tienen un impacto significativo en el patrón general de sobrecrecimiento bacteriano, los síntomas de lesión cerebral y la disfunción del sistema nervioso autónomo que son características clave del autismo y el retraso del desarrollo.

El Protocolo Nemechek ™ no usa ninguno de esos tipos de productos porque veo resultados positivos sin ellos.

En mi experiencia, no resuelven esos problemas. Si pudieran haberlo hecho, éstos ya no existieran.

Las razones obedecen a que esos tipos de productos a menudo solo abordan los efectos posteriores del problema mucho más grande y abrumador de la inflamación metabólica.

La inflamación metabólica es el término utilizado para describir los amplios efectos adversos que la elevación crónica de las citoquinas proinflamatorias tiene sobre la función celular. La inflamación metabólica debe reducirse persistentemente para generar una mejoría celular duradera.

A menudo hablo de inflamación metabólica como el agua que está inundando un valle, porque la presa corriente arriba está rota y ya no detiene el agua. Cuando la presa rompe, las casas y los campos aguas abajo de la presa se inundan por el flujo excesivo de agua.

El agua, en mi ejemplo, pretende representar la liberación masiva de citoquinas proinflamatorias asociadas con sobrecrecimiento bacteriano y el desequilibrio dietético de ácidos grasos omega-3 y omega-6.

Ciertos esfuerzos, como colocar sacos de arena alrededor de una casa o sacar agua de un sótano, pueden proporcionar algún beneficio al área inundada; pero, no abordan el problema principal, que es la presa rota.

Las bolsas de arena y las bombas de sótano son similares a muchos de los suplementos utilizados para tratar la disfunción mitocondrial o el agotamiento de antioxidantes.

El verdadero problema permanece. La presa debe repararse y, una vez que eso ocurra, las bolsas de arena y las bombas de sótano ya no son necesarias.

Una vez que hay una reducción de la inflamación metabólica con el Protocolo Nemechek ™ en mis pacientes, veo la necesidad de que desaparezcan los suplementos que abordan la disfunción mitocondrial y el agotamiento de los antioxidantes.

Advertencia:

Con respecto a todos los medicamentos prescritos o suplementos recetados (por ejemplo, leucovorina), los padres nunca deben, en ninguna circunstancia, reducirlos o detenerlos sin antes consultar al médico que los ordenó.

ALTO OMEGA-3, BAJA RELACIÓN GENERAL OMEGA-6 ES LO QUE CUENTA

El aspecto más importante en la reducción de la toxicidad de los ácidos grasos omega-6, parece estar en el equilibrio relativo de nuestra relación dietética de omega-6 a omega-3.

Es la suma de la relación omega-6 a omega-3 en todos nuestros alimentos lo que realmente importa, y no, si alguna fuente de alimento en particular contiene algún omega-6.

Una proporción igual de 1 a 1 de omega-6 a omega-3 es lo que nuestros antepasados consumieron. A lo largo de la historia, esa proporción mantuvo sus cerebros y sistemas nerviosos sanos y con capacidad de reparación.

El cuerpo humano funciona mejor con una proporción de omega-6 a omega-3 de alrededor de 1 a 2.5 de omega-6 a 1 omega-3 (1-2.5: 1). Hoy, nuestra ingesta de omega-6 estimada es veinte veces mayor a nuestra ingesta de omega-3 (20: 1).

El consumo de aceite de pescado, AOVE y la eliminación de los aceites omega-6 de la dieta es adecuado para normalizar la proporción no saludable.

ENTENDIENDO LA TERMINOLOGÍA BACTERIANA

Nuestra comprensión sobre la diversidad de los microbios que viven en el tracto intestinal humano se está expandiendo rápidamente, y algunas frases (disbiosis, SIBO y sobrecrecimiento bacteriano) pueden parecer similares, pero son ligeramente diferentes entre sí.

La disbiosis es un término general que se refiere a cualquier cambio en la mezcla de microbios vivos dentro del tracto intestinal.

No se aplica específicamente solo a las bacterias y puede referirse a virus, protozoos o arqueobacterias.

Además de un desequilibrio de un tipo o especie de microorganismo a otro, la disbiosis también puede referirse a la ausencia de ciertas especies que se cree habitan normalmente en el tracto intestinal humano. La extinción o pérdida de especies se conoce como baja biodiversidad.

SIBO (Sobrecrecimiento Bacteriano de Intestino Delgado) implica que el paciente tiene un crecimiento excesivo de bacterias que producen anormalmente hidrógeno o metano en una prueba de aliento cuando se alimenta con azúcar.

SIBO también puede referirse a una concentración anormalmente alta de bacterias dentro de una cierta cantidad de líquido tomado del intestino delgado. Obtener una muestra de líquido intestinal es un procedimiento médico complicado que se realiza en las instalaciones de investigación.

Dicho procedimiento, que requiere un endoscopio largo, indica la concentración de bacterias dentro del intestino delgado. Esto se considera la prueba "estándar de oro" para determinar el sobrecrecimiento bacteriano.

Es importante tener en cuenta que un paciente puede tener sobrecrecimiento bacteriano como se indica en esta prueba de concentración, pero aún tiene una prueba de aliento negativa.

En este contexto, la frase "sobrecrecimiento bacteriano" implica un crecimiento excesivo de bacterias dentro del intestino delgado, independientemente del estado de la prueba de aliento.

Dentro de mi práctica, dejé de usar la prueba de aliento SIBO en mis pacientes para determinar el crecimiento excesivo porque los resultados inaceptablemente altos de falso positivo y falso negativo, lo hacen clínicamente inútil.

También dejé de usar las pruebas de respiración SIBO debido a la falta de correlación entre ella y la prueba de concentración del intestino delgado.

Tampoco recomiendo que mis pacientes se sometan a la prueba

de concentración; ya que es costosa, no está disponible y no es necesaria para lograr una mejoría con el Protocolo Nemechek™.

Por definición, todos los niños con autismo tienen sobrecrecimiento bacteriano, entonces ¿por qué realizar una prueba cuando ya sabemos la respuesta?

Mi experiencia me ha demostrado que debo intentar revertir cualquier nivel de sobrecrecimiento, ya sea que la prueba de aliento sea positiva o negativa, si quiero restaurar la capacidad del cerebro para repararse a sí mismo y restaurar la reducción neuronal.

Para revertir el efecto dañino del autismo, se debe restablecer el equilibrio bacteriano o los niños simplemente no mejoran.

LA MALA CONCEPCIÓN DE ALIMENTACIÓN DE "BACTERIAS MALAS" Y LEVADURA, MIEDO A LA INULINA

Es difícil imaginar los cientos de miles de bacterias en nuestro tracto digestivo que causan tantos problemas a nuestros cerebros y cuerpos. Las preguntas comunes de los padres de mis pacientes son si la inulina alimenta "bacterias malas" y la levadura.

La inulina es una fibra prebiótica segura que produce suficiente reequilibrio bacteriano, reducción del ácido propiónico y disminución de la inflamación para permitir que un niño esté más alerta y reinicie el proceso de desarrollo neuronal.

En general, recomiendo comenzar con inulina en pacientes que son niños porque es efectivo, de bajo costo y no requiere receta médica. La inulina está ampliamente disponible, ya que es distribuida por varios fabricantes.

La inulina también es atractiva como una fibra natural preferida por muchos padres que comprensiblemente temen usar más antibióticos.

Si los padres de mi paciente están preocupados por el uso de inulina debido al miedo a las "bacterias malas", les recomiendo que usen la rifaximina y eliminen por completo el crecimiento bacteriano.

Esto los mueve más allá del problema de las bacterias "buenas" y "malas" que parece impedir que la gente comience mi régimen. La rifaximina aparenta funcionar tan bien como la inulina en los niños.

La conclusión de que el aumento de la falta de sueño, del sueño o del aumento de la ansiedad proviene de la inulina que alimenta a las bacterias "malas" como la Klebsiella es una preocupación obvia de estos padres.

No estoy diciendo que esto sea imposible, pero no creo que sea el caso con la inulina. No he visto indicación alguna de que la inulina aumente el sobrecrecimiento bacteriano en ninguno de mis pacientes. Creo que hay varias razones para esto.

La primera razón es que el efecto principal de la inulina está dentro del lumen del intestino delgado donde las bacterias digieren la inulina a través de un proceso denominado fermentación.

El efecto primario es la producción del ácido graso de cadena corta conocido como ácido butírico. Solo pequeñas cantidades de inulina pasan al colon.

La segunda razón por la que no creo que la inulina alimente bacterias malas o levaduras es que un incremento significativo de bacterias patógenas, o un crecimiento excesivo de bacterias, casi seguramente causará un aumento en la diarrea, frecuencia de las deposiciones, calambres abdominales, reflujo y eczema.

No veo esas reacciones en mis pacientes; de hecho, veo una reversión general de esos síntomas con el uso de inulina.

Si los síntomas intestinales (no neurológicos o de comportamiento) empeoraran con la inulina, probablemente sugeriría suspenderla y recetar rifaximina a mi paciente.

Recuerde, el desarrollo del estreñimiento con el uso de inulina es un signo de disfunción del sistema nervioso autónomo subyacente de la lesión cerebral acumulativa que generalmente se revierte después de unos meses de aceite de pescado diligente, AOVE y una reducción en aceites dietéticos omega-6.

La tercera razón por la cual no considero que la inulina alimente bacterias malas o levaduras es que el ácido propiónico tiene un efecto sedante en los niños, casi como si éstos hubieran tomado Valium o

Xanax. Por lo tanto, una vez que la inulina revierte el sobrecrecimiento bacteriano y los niveles de ácido propiónico disminuyen, veo a los niños salir de su estupor.

Su comportamiento diferente, durante o después del período de despertar, es el resultado de sus anormalidades preexistentes y subyacentes del desarrollo, lesiones cerebrales acumulativas y disfunción autonómica.

No creo que su comportamiento sea producto de ningún efecto tóxico de la inulina, ya que he observado que estos comportamientos mejoran o se detienen con el tiempo mientras el paciente sigue recibiendo inulina.

Una cuarta razón para descartar que la inulina alimente bacterias o levaduras mala, es que la detección de bacterias patógenas como Klebsiella en las heces (una muestra de bacterias dentro del colon y no del intestino delgado) de ninguna manera sugiere que estas bacterias estén presentes dentro del intestino delgado donde la inulina tiene su efecto principal.

La detección de bacterias patógenas como *Klebsiella pneuomiae* o *Clostridium difficle* se presenta comúnmente en pacientes asintomáticos, y son esencialmente inofensivas. Su crecimiento se mantiene bajo control por un equilibrio saludable de otras bacterias que se refuerza aún más con la inulina.

Además, algunos padres están preocupados por el crecimiento excesivo de cándida. Estoy de acuerdo en que la cándida y otras levaduras (también conocidas como hongos) habitan en el tracto intestinal, pero estudios recientes demuestran que el crecimiento excesivo de levadura (fúngico) no ocurre en el autismo.

Los síntomas que se atribuyeron erróneamente a cándida o levadura son, en cambio, consecuencia del crecimiento excesivo bacteriano.

Finalmente, aunque las observaciones de mejoría clínica después de la reducción de azúcares (piensen en GF/CF, FODMAPS, GAPS) son ciertas, también se atribuyen erróneamente a la levadura en lugar del sobrecrecimiento bacteriano del que ahora tenemos pruebas crecientes.

SÍNTOMAS INTESTINALES Y EXAMEN DE HECES

Cuando los niños experimentan problemas intestinales ocasionales, siempre analizo si adicionalmente algo que es más común podría haber causado sus síntomas intestinales. Los aspectos que considero incluyen una infección viral, una lesión, una reacción adversa a una vacuna o alimentos contaminados.

Las reacciones a ese tipo de eventos deberían resolverse en una o dos semanas sin necesidad de suspender la inulina en mis pacientes.

Siempre elimino los probióticos, las ayudas digestivas, las multivitaminas, los remedios herbales y los alimentos fermentados distintos del yogur en mis pacientes con el Protocolo Nemecheck™.

Ocasionalmente, mis pacientes pueden desarrollar diarrea, heces blandas o una película grasa en las heces. Estos inconvenientes generalmente ocurren por dos razones.

La primera razón es que su tracto intestinal está lesionado o estresado por el sobrecrecimiento bacteriano. Su tracto intestinal comenzará a repararse en dos o tres semanas después de comenzar la inulina.

Mis pacientes no necesitan ningún suplemento especial de "curación intestinal" o dietas especiales para esos problemas.

La segunda razón es que sus intestinos no están acostumbrados a absorber los tipos de aceites usados en el Protocolo Nemecheck ™. El tracto intestinal altera su capacidad para absorber aceites en función de su cantidad en la dieta de la persona.

Para mejorar la absorción de aceite en mis pacientes, primero disminuyo sus cantidades de aceite de pescado y AOVE a una dosis más baja que no les causa ningún problema.

Luego, aumentaré lentamente su dosis un poco cada semana hasta alcanzar la dosis completa en aproximadamente tres a cuatro semanas.

A menudo tengo que explicar y aclarar a mis pacientes que no existe tal cosa como los "efectos de levadura" o los "comportamientos de levadura". El creciente cuerpo de investigaciones científicas muestra que no hay crecimiento excesivo de levadura en niños con autismo.

Al comparar niños autistas y no autistas, los estudios de microbioma muestran consistentemente niveles suprimidos de *Bifidobacterium* y bacterias *Lactobacillus* elevadas, mientras que muestran niveles similares de levadura y otras bacterias.

Durante muchos años, los síntomas y problemas en adultos y niños que se cree que provienen de la levadura (hongos, cándida) en realidad provienen de su sobrecrecimiento bacteriano en su mayor parte.

Los exámenes de heces para detectar bacterias y levaduras son comúnmente realizados por otros profesionales y les pido precaución a mis pacientes en la interpretación de sus palabras.

Una muestra de materia fecal proviene del colon que contiene una mezcla muy diferente de bacterias y levadura en comparación con el intestino delgado donde realmente ocurre el sobrecrecimiento bacteriano. Los datos de bacterias del colon distal no son particularmente útiles para determinar qué está sucediendo en el intestino delgado.

En raras ocasiones, se detectan parásitos (protozoos o helmintos) en la muestra de heces. Es posible que deban tratarse según el organismo encontrado, la naturaleza de los síntomas del paciente y los posibles efectos adversos del tratamiento.

EL RIESGO DE EJECUTAR PRUEBAS INNECESARIAS

Cuando llegan a mi consultorio, muchos de mis pacientes han sido engañados, sobrecargados, e incluso, dañados físicamente y emocionalmente por un laboratorio excesivo e innecesario (enzimas, intolerancia a los alimentos, metabolitos, paneles genéticos) o físicos (tomografías CT/MRI), EEG, etcétera) de prueba.

En lugar de pasar tiempo con los pacientes para realizar una ingesta histórica adecuada y un examen físico, la era moderna de la medicina ha visto una dependencia excesiva en el orden de una amplia variedad de pruebas para ayudar a determinar la causa de los síntomas del paciente.

El método tradicional y más efectivo de diagnóstico en medicina es una historia y un examen exhaustivo para determinar la causa más probable de los síntomas de una persona.

Como profesional de medicina interna, me enseñaron, y creo, que un médico no debe ordenar ninguna prueba hasta que haya determinado una o dos posibles afecciones que con mayor probabilidad son responsables de los síntomas del paciente. Cualquier prueba que se ejecute debe ser específica para cualquiera de las reglas o descartar estas condiciones.

Se deben evitar paneles amplios de pruebas para limitar los gastos y la confusión en la atención del paciente. Y ciertas pruebas como colonoscopias, MRI o EEG también pueden causar angustia emocional en un niño.

Las pruebas que requieren anestesia general también pueden representar una oportunidad para el empeoramiento o la recaída del sobrecrecimiento bacteriano.

También se deben evitar paneles amplios de pruebas para aspectos aleatorios que no cambien el curso de cuidado del paciente. La pregunta que hago es si el resultado de la prueba alterará el curso del tratamiento que prescribo.

Parte de mi trabajo es asegurarme de que las pruebas cambien el resultado de la atención, antes de exponer a mis pacientes a más traumas potenciales.

RESTRICCIÓN DE ALIMENTOS EN LA DIETA

No restrinjo ningún alimento en la dieta cuando trato a mis pacientes con el Protocolo Nemecheck™, salvo aquellos que causan reacciones alérgicas (cacahuetes, nueces y otros) e intolerancia obvia (cuando la leche causa diarrea, etcétera)

Los beneficios que se producen en pacientes autistas después de comenzar cualquier dieta que restrinja los carbohidratos (GAPS, FODMAPS, gluten, caseína, etcétera) provienen de una disminución relativa, no específica, en la carga bacteriana total dentro del tracto intestinal.

La mayor parte de las bacterias intestinales se alimentan de carbohidratos, y se produce una disminución en los recuentos bacterianos con una reducción de los carbohidratos en la dieta.

Si un niño ha estado sometido a una dieta restrictiva de algún tipo antes de comenzar el Protocolo Nemechek ™, está bien comenzar a reintroducir los alimentos restringidos unas semanas después de comenzar la inulina o posteriormente a completar el ciclo de rifaximina.

Las excepciones obvias a esto son los alimentos como los cacahuetes que pueden haber causado una reacción alérgica severa previamente en el niño. Estos nunca deberían ser reintroducidos. Si hay alguna pregunta sobre la gravedad de las reacciones alimentarias pasadas, recomiendo que los padres debatan esto con su médico.

Desafortunadamente, muchos niños han desarrollado su propio patrón limitado de preferencias alimenticias. Esto puede ser muy frustrante y es muy preocupante para los padres.

Con el tiempo, este problema se resuelve lentamente por sí solo, pero pueden pasar meses antes de que se amplíen las preferencias alimentarias.

La intolerancia al gluten ocurre debido a una reacción inflamatoria anormal contra éste. Dicha reacción inflamatoria es el resultado de la debilidad parasimpática del sistema nervioso autónomo y no está relacionada con la translocación bacteriana (intestino permeable).

Afortunadamente, he visto cómo el cerebro del niño comienza a recuperarse, el sistema nervioso autónomo se restaura y la intolerancia al gluten a menudo se resuelve lentamente sin necesidad de seguir una dieta libre de éste.

TERAPIAS FÍSICAS, OCUPACIONALES Y DE HABLA

No creo que haya algún problema para continuar con cualquier forma de terapia ocupacional o física mientras un paciente esté en el Protocolo Nemecheck™.

De hecho, PT/OT de cualquier tipo ayudará a estimular la neuroplasticidad, que es el proceso a través del cual el cerebro desarrolla nuevas vías neuronales para realizar ciertas tareas y acelera la recuperación general.

MONITOREO DE LOS NIVELES DE ÁCIDO PROPIONICO

Aunque existen pruebas disponibles que pueden medir los niveles de ácido propiónico en el torrente sanguíneo y la orina, no hay estándares establecidos que podamos usar para determinar si un nivel es demasiado alto o bajo.

Además, hay una multiplicidad de variantes metabólicas de ácido propiónico (3HHA, 3HPA, HPHPA) y nadie sabe realmente si pueden usarse o no como marcador del autismo.

Si un niño bajo mi cuidado tiene características similares al autismo, cualquier trastorno espectral, ADD/ADHD, un trastorno del estado de ánimo, o cualquier forma de retraso en el desarrollo, lo iniciaré en el Protocolo Nemecheck™ porque con cualquiera de estos diagnósticos, el paciente tiene una buena posibilidad de mejora o recuperación independientemente de un resultado de prueba relacionado con propiónico.

Si vuelves y observas mi diagrama de flujo "Autismo y otros trastornos del desarrollo infantil: los pasos para la recuperación", la cuarta tabla en el capítulo 3, verás que la microglía cebada y la inflamación afectarán la reducción sináptica y evitarán la reparación de las neuronas y de lesiones en niños con problemas no autistas (retraso en el desarrollo, TDA, TDAH, trastornos del estado de ánimo) y en niños autistas de leves a graves.

Ya sabemos que el niño no autista no tendrá los efectos del ácido propiónico, mientras que el niño autista lo hará. Mi tratamiento para ambos niños es el mismo, con o sin la presencia de ácido propiónico.

Tomemos, por ejemplo, a un niño con retraso severo en el desarrollo debido a una forma de sobrecrecimiento bacteriano que no produce ácido propiónico.

Los resultados de sus pruebas para el ácido propiónico serían normales (o negativos), pero su retraso en el desarrollo aún se recuperaría después de reequilibrar sus bacterias intestinales y los problemas de ácidos grasos omega.

EL WILDCARD GENÉTICO EN LA RECUPERACIÓN

El comodín subyacente para la recuperación mientras está en el Protocolo Nemechek ™ es saber qué genes podrían haber sido activados por los niveles elevados de citoquinas proinflamatorias, y lo que el gen activado podría hacer para el deterioro neurológico del cerebro de ese niño.

El entorno inflamatorio que impide la reducción sináptica normal y la recuperación de la lesión cerebral también puede desencadenar la letanía de genes que se encuentran en el autismo.

Las citoquinas inflamatorias producidas de manera anormal por la madre están afectando el sistema nervioso del niño dentro del útero. Y luego, el desequilibrio de las bacterias intestinales del niño, así como las fuentes de alto contenido de omega-6, continúan alimentando el proceso inflamatorio dentro del niño después del nacimiento.

Estas citoquinas inflamatorias son el proceso principal a través del cual los genes dentro del ADN que habían estado latentes durante miles de años en los antepasados del niño, finalmente se activan, comienzan a alterar el funcionamiento de las células y contribuyen a la variedad general de características neurológicas y de comportamiento que se manifiestan en el autismo.

Muchos niños con autismo, a menudo se someterán a pruebas genéticas para ayudar a enfocar el diagnóstico de su trastorno del desarrollo. Pero demostrar que hay un gen para una condición particular no significa que esté necesariamente activo.

Un ejemplo común es que muchas personas con ojos marrones pueden portar un gen para ojos azules. Tienen el gen, pero no ha sido activado. Las estimaciones actuales sugieren que solo el 20% de los pacientes pueden presentar características relacionadas con genes anormales.

Si cualquier individuo porta un gen para una condición particular, no es una garantía de que el gen esté o vaya a activarse porque gran parte de ello depende de la cascada de inflamación.

También hay evidencia adicional de que una reducción significativa en la caída inflamatoria puede dar como resultado la desactivación de un gen activo.

LOS OTROS NIÑOS EN LA FAMILIA

El desequilibrio de las bacterias intestinales bacterianas de un niño tiene su génesis en el linaje materno de su familia. La mayoría de mis pacientes presentan antecedentes familiares que sugieren que la disbiosis intestinal comenzó algunas generaciones previas al nacimiento del niño con autismo.

Las mezclas bacterianas heredadas de cada madre secuencialmente se ven aún más afectadas por los antibióticos, los conservantes y los pesticidas, y luego se transmiten a sus hijos. El proceso continúa posteriormente, cuando los niños pequeños vuelven a estar expuestos a los mismos agentes perturbadores.

A menos que una madre de un niño autista haya sido tratada específicamente por sobrecrecimiento bacteriano (rifaximina, inulina, FMT), es muy probable que los niños que nazcan después del niño autista también tengan un sobrecrecimiento bacteriano y sean susceptibles a la inflamación crónicamente inflamada y dañina microglía.

"¿Qué hacer?"; es la pregunta del millón en este punto.

La amenaza de lesiones causadas por la vacuna es real, al igual que el peligro de no vacunarse contra el sarampión; una enfermedad infecciosa potencialmente mortal para la que no tenemos tratamiento.

Es importante darse cuenta de que son las bacterias intestinales inestables las que desencadenan la cascada que da como resultado el autismo, muchos trastornos del desarrollo y una lesión cerebral acumulativa.

La vacunación es solo uno de varios eventos que pueden llevar a una "mezcla bacteriana poco saludable pero aún no autista" a una "mezcla de inducción del autismo que produce ácido propiónico completo".

Además de las vacunas, los antibióticos, las cirugías, los anestésicos, las conmociones cerebrales, las infecciones intestinales por parásitos o los virus, todos pueden impulsar también la mezcla bacteriana al modo autismo.

La exposición de su hijo a cualquiera de estos eventos debe ser cuidadosamente balanceada contra el riesgo de empeorar las bacterias intestinales hacia el autismo. Por ejemplo, yo diría que la mayoría de los niños requieren antibióticos para la neumonía, pero muchos no lo hacen para la secreción nasal que persiste durante dos semanas.

Y del mismo modo, algunas vacunas son más críticas que otras. La MMR protege contra enfermedades mortales y paralizantes, mientras que la vacuna contra la varicela tiene un impacto mucho menor sobre la supervivencia.

Creo que prácticamente todos los niños se beneficiarán de mi protocolo. Protegerá a las personas con un desequilibrio bacteriano menor de desarrollar un problema de desarrollo leve o desarrollar ADD, dolores de cabeza o depresión más adelante en la infancia.

Y dado que está demostrando ser lo suficientemente efectivo como para revertir algunas de las características del autismo, puede ser lo suficientemente poderoso como para disminuir el riesgo de desarrollar autismo en aquellos niños con un desequilibrio bacteriano más severo.

Obviamente, el problema de vacunar o no a su hijo no debe tomarse a la ligera. Recomiendo discutir estos problemas con su médico antes de decidir evitar o retrasar la vacunación.

8
RECONOCER Y ADMINISTRAR LA REINCIDENCIA DE ÁCIDOS PROPIÓNICOS

Mantener una mejor salud en los niños, al igual que hacerlo en los adultos, puede implicar lidiar con nuevas lesiones y recaídas de sobrecrecimiento bacteriano.

Como se explicó anteriormente en este libro, el autismo, los trastornos del desarrollo y las lesiones cerebrales acumuladas (TDA, hiperactividad, ansiedad, dolores de cabeza, etcétera) requieren una inflamación incontrolada y la sensibilización de la microglía del sobrecrecimiento bacteriano del intestino delgado.

Y en el caso del autismo, donde las cantidades excesivas de ácido propiónico son factores tan importantes en la salud de los niños, ésta es mi primera línea de investigación cuando escucho signos de recaída en mis pacientes.

Según mi experiencia, siempre que el sobrecrecimiento bacteriano se controle con inulina diaria o se revierta con un ciclo corto de rifaximina, y mientras la inflamación de mi paciente esté regulada negativamente con dosis adecuadas de ácidos grasos omega-3 y omega-9 con la eliminación simultánea de los ácidos grasos omega-6, los síntomas del autismo, los trastornos del desarrollo y la lesión cerebral acumulada continuarán mejorando lentamente con el tiempo.

Pero en ocasiones, también he visto casos de recaídas cuando los síntomas del autismo o la lesión cerebral acumulada regresan.

Las recaídas pueden ocurrir cuando el nivel de ácidos propiónicos aumenta y/o el nivel de citocinas proinflamatorias se incrementa significativamente.

> **Causas de la Recaída:**
>
> 1. Aumento de la producción de ácido propiónico
> 2. Aumento de la producción de citoquinas proinflamatorias

La buena noticia es que esos escenarios a veces se pueden prevenir, a menudo son reconocibles y de carácter temporal, y con frecuencia no ocasionan una pérdida significativa de la recuperación previa si se tratan de manera adecuada y oportuna.

Este capítulo del libro tratará expresamente el tratamiento de la recaída sintomática debida a la toxicidad del ácido propiónico, mientras que los problemas relacionados con la recaída inflamatoria se analizarán en el siguiente capítulo.

LA REINCIDENCIA DE ÁCIDO PROPIÓNICO OCURRE EN AQUELLOS CON DIAGNÓSTICO DE AUTISMO ANTERIOR

La producción de ácido propiónico es un proceso que no se puede apagar por completo porque las bacterias que normalmente residen en el colon producen naturalmente este ácido.

Por lo tanto, no es algo que podamos "arreglar"; hacemos los esfuerzos necesarios para "controlar" esta situación en ese niño. No obstante, siempre hay un riesgo de toxicidad por ácido propiónico si se interrumpe el equilibrio de las bacterias intestinales.

Las recaídas por un aumento en el ácido propiónico ocurren cuando el sobrecrecimiento bacteriano en el intestino delgado empeora y las bacterias comienzan a secretar cantidades excesivas de ácido propiónico nuevamente.

El retorno del sobrecrecimiento bacteriano es permanente o temporal, dependiendo del método de tratamiento que se use para controlar el crecimiento excesivo.

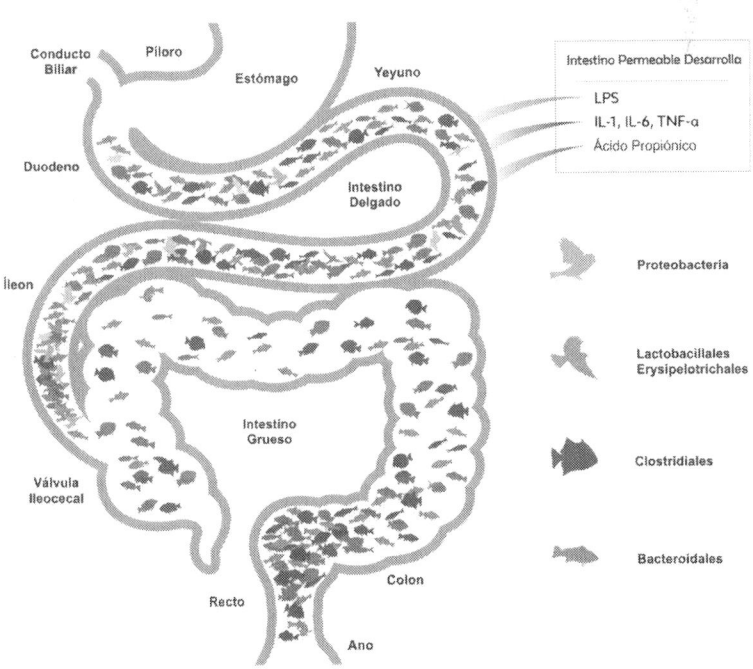

Creo que una recaída de sobrecrecimiento bacteriano es temporal si el paciente recibe suplementos diarios de inulina, porque ésta continuará alimentando las bacterias sanas; mientras que los pacientes tratados previamente con rifaximina, a menudo experimentan una recaída permanente que requiere retratamiento de la misma manera que antes de barrer la bacteria colónica invasora.

La recaída de la toxicidad del ácido propiónico generalmente solo sucede en niños, adolescentes o adultos jóvenes con autismo previo.

Como regla general, la recaída de ácido propiónico no ocurriría en individuos diagnosticados únicamente con trastorno del desarrollo o lesiones cerebrales acumulativas y sin antecedentes de autismo.

RECONOCER LOS SÍNTOMAS Y EL TIEMPO DE LA REINCIDENCIA DEL ÁCIDO PROPIONICO

Según mi experiencia, los síntomas de la recaída del ácido propiónico ocurren comúnmente dentro de una a dos semanas del evento que causa la perturbación de la salud de mi paciente.

Dentro de este marco de tiempo, el niño exhibirá una disminución del funcionamiento cognitivo y neurológico, a medida que sus niveles de ácido propiónico aumentan a partir de su sobrecrecimiento bacteriano.

El niño a menudo exhibirá los mismos patrones de conducta alterada (pérdida de contacto visual, desconexión de los alrededores, niveles de energía suprimidos, etcétera) que experimentaron antes de recuperar el control sobre su sobrecrecimiento bacteriano con inulina o rifaximina.

Las dos características que diferencian la reincidencia de ácido propiónico de una recaída inflamatoria son: (1) la velocidad de aparición de los síntomas y (2) el regreso de las conductas autistas.

Dado que se requiere sobrecrecimiento bacteriano para el aumento en los niveles de ácido propiónico, usualmente hay un evento desencadenante del sobrecrecimiento bacteriano, así como un retorno de los síntomas intestinales del niño.

> **Características de los factores de recaída de ácido propiónico:**
>
> 1. Inicio repentino (1-2 semanas)
> 2. Regreso de comportamientos autistas
> 3. Ocurre después de un evento desencadenante
> 4. Síntomas de sobrecrecimiento bacteriano

Dentro de un marco de tiempo de una a dos semanas, los niños recidivantes propiónicos serán mucho más moderados y retraídos en su comportamiento.

Las familias de mi paciente informan que sus hijos frecuentemente aparentan dormir más, tienen menos contacto visual, son menos interactivos y pueden estar más malhumorados, ansiosos o enojados.

Algunas veces, los síntomas del ácido propiónico pueden regresar en una forma leve, y por la tarde, pueden asemajarse al comportamiento de cualquier otro niño o adolescente que esté cansado o de mal humor ese día.

El punto importante es que los síntomas de la recaída propiónica persistirán durante algo más que una tarde ocasional.

Por el contrario, las recaídas derivadas del aumento de los niveles de citocinas proinflamatorias son sutiles (menos concentración, más ansiedad, más inquietud, aumento del apetito); y estos cambios pueden llevar más tiempo para que la familia de mi paciente los reconozca.

Esos cambios sutiles suelen ocurrir un poco más tarde en el tiempo, de dos a seis semanas, antes de ser reconocidos por la familia de un paciente y no involucran los comportamientos autistas previos del niño.

Los síntomas de la recaída del ácido propiónico solo pueden aparecer con el retorno del sobrecrecimiento bacteriano; por lo tanto, el inicio de los síntomas a menudo está relacionado con eventos que pueden dar como resultado el retorno del crecimiento excesivo bacteriano.

Los eventos desencadenantes obvios para la recaída del ácido propiónico, incluyen el uso de antibióticos, cirugía abdominal, anestesia general, una reacción excesiva o adversa a la vacunación, uso de antiácidos potentes, colonoscopia, infecciones intestinales (virales, bacterianas o parasitarias), intoxicación alimentaria grave o daño cerebral.

Los Eventos Desencadenantes De La Recaída De Ácido Propiónico Incluyen:

1. Antibiótico
2. Probióticos
3. Colonoscopia
4. Anestesia general
5. Cirugía abdominal
6. Intoxicación alimentaria o comida contaminada
7. Lesión cerebral (física o emocional)
8. Supresión excesiva de ácido estomacal
9. Respuesta excesiva o adversa a la vacuna
10. Medicamentos que disminuyen la motilidad intestinal
11. Infección intestinal (virus, parásito, bacteria)
12. Atracones o consumo excesivo de alcohol

Un disparador no tan evidente, pero uno de los que menciono cuando estoy discutiendo mi trabajo con pacientes adolescentes y adultos jóvenes, es el consumo excesivo de alcohol; especialmente con bebidas contentivas de más del 20% de alcohol.

Los efectos agudos neurotóxicos del alcohol pueden ralentizar el movimiento del tracto digestivo y permitir la migración bacteriana y el sobrecrecimiento bacteriano para reanudar.

Mientras que el consumo de alcohol puede parecer un tema incómodo para incluir en un libro sobre trastornos infantiles, la realidad del consumo de alcohol por menores y el acceso de jóvenes o adultos jóvenes al alcohol en el hogar o en entornos sociales, puede ser relevante para su salud y el riesgo de recaída de sobrecrecimiento bacteriano.

Si ocurre una recaída de ácido propiónico en mi paciente, consideraré retirar el sobrecrecimiento bacteriano de la forma que considere necesario. Sin embargo, la inulina contínua o la rifaximina repetida sola, nunca es un tratamiento suficiente para que mis pacientes mantengan el control sobre su sobrecrecimiento bacteriano.

Es importante para mí tratar de determinar por qué mi paciente tuvo una recaída de ácido propiónico. Preguntaré a sus padres si todos los otros aspectos del Protocolo Nemechek™ se siguen consistentemente o si se han agregado o sustituido otras cosas (medicamentos, vitaminas, suplementos, hierbas, aceites, infusiones, etcétera) que se apartan de mi programa.

A lo largo de los años he escuchado muchas razones por las que hubo un cien por ciento (100%) de adhesión a mi protocolo; pero simplemente, no hay días libres cuando se trata de mantener una mejor salud.

Con demasiada frecuencia escucho acerca de unas vacaciones familiares o una semana en el campamento, cuando todo o parte del tratamiento del paciente (aceite de pescado o inulina) se dejó en casa. La laxitud con el cumplimiento puede ocurrir durante la celebración de las vacaciones o cuando las ocasiones especiales trajeron alimentos omega-6 a la dieta del paciente.

También he escuchado acerca de cómo una vez que se estableció una rutina, la supervisión de los padres se relajaba y confiaban en su adolescente para recordar tomar su propio aceite de pescado.

La producción de ácido propiónico, en marcado contraste, nunca se toma un tiempo libre para ir de vacaciones o ir al campamento y no se olvidará de producir cantidades excesivas cada vez que se le dé la oportunidad de hacerlo.

El aspecto más fácil sobre lo que hago con mis pacientes para controlar la toxicidad del ácido propiónico, que también es el aspecto más difícil, es que las herramientas básicas en el Protocolo Nemechek™ son tan simples que requieren consistencia, paciencia y persistencia.

Para mis pacientes, aprender que el aceite de pescado a diario y la eliminación de aceites vegetales omega-6 en la dieta es obligatorio para crear la oportunidad de que el cerebro mueva el tracto intestinal de manera más eficiente para resistir la recaída de ácido propiónico es una cosa, pero para cambiar cada comida y nunca olvidar la dosis diaria de un paciente es otra cosa.

Muchos de los padres de mi paciente han preguntado sobre la alta tasa de recaída espontánea de sobrecrecimiento bacteriano después del uso de rifaximina como se informó en pacientes con Síndrome de Intestino Irritable (SII).

La recaída espontánea a menudo es consecuencia de la disminución de la motilidad intestinal por la disfunción del sistema nervioso autónomo, que es un aspecto fundamental de la fisiopatología del SII.

He descubierto que la recaída de sobrecrecimiento bacteriano en niños y adolescentes generalmente no es frecuente cuando se usa rifaximina como parte del Protocolo Nemechek™.

Los pacientes que usan El Protocolo Nemechek™ experimentan una mejora significativa de la motilidad intestinal porque mi programa también ayuda a revertir la disfunción del sistema nervioso autónomo subyacente.

La razón de esta distinción se debe a que el cerebro de mi paciente puede mover con mayor efectividad su tracto digestivo como resultado de una mejor función del sistema nervioso autónomo.

La mejora de la función del sistema nervioso autónomo es la razón por la que mi descubrimiento de tratamiento es tan diferente, y esto es lo que define el éxito del Protocolo Nemechek™ tanto en niños como en adultos.

COMENTARIO IMPORTANTE SOBRE LOS ACTIVADORES DE LA REINCIDENCIA:

Enfatizo a mis pacientes que la lista de desencadenantes no es una enumeración de eventos que deben evitarse, sino que son una lista de eventos que deben ser reconocidos como factores desencadenantes potenciales en algunas personas. No son desencadenantes potenciales de reincidencia en todas las personas o en todas las situaciones.

Hay muchas situaciones en las que la vida y la salud de un niño están o podrían estar en peligro si no reciben algo que aparece en esa lista, como tomar antibióticos, vacunarse o someterse a una cirugía.

Defiendo que todos mis pacientes reciban la atención médica adecuada y/o preventiva necesaria para que logren y mantengan su salud y seguridad.

Es importante que los padres debatan sobre la necesidad de exponer a sus hijos a cualquier potencial evento desencadenante con sus médicos, y analicen las posibles consecuencias perjudiciales de no exponer a sus hijos a dicho evento antes de tomar la decisión que consideren mejor para su hijo.

RECONOCIENDO LA REINCIDENCIA DEL SOBREPROCESAMIENTO BACTERIANO

Como regla general, siempre observo qué problemas intestinales mejoraron en mis pacientes después del uso de la rifaximina como un punto de referencia para mí, para determinar si sus síntomas de sobrecrecimiento bacteriano han regresado.

Una vez que su sobrecrecimiento bacteriano regresa, la función intestinal de mi paciente a menudo empeora y es paralela a los problemas intestinales y digestivos que habían experimentado antes de comenzar el Protocolo de Nemechek™.

Si mi paciente tuvo estreñimiento y calambres abdominales antes de ser tratado con rifaximina, esos son los mismos síntomas que a menudo volverán.

O si mi paciente tenía heces sueltas (diarrea) y era intolerante a ciertos alimentos como la lechuga o los plátanos, esos síntomas probablemente también regresen.

Tener en cuenta la función intestinal y los problemas digestivos si los niños recaen, permite a sus padres y a sus médicos reconocer el retorno de estos síntomas y tratar la recaída de forma apropiada con solo una mínima regresión neurológica.

Y una vez retirado correctamente, he visto que los niños con frecuencia se restablecen rápidamente a su nivel de salud mejorada.

DIFERENCIAS EN LA REINCIDENCIA DEL ÁCIDO PROPIONICO ENTRE LOS PACIENTES QUE USAN INULINA COMPARADOS A LOS PACIENTES TRATADOS CON RIFAXIMINA

La principal diferencia que he visto en la reincidencia del ácido propiónico entre los niños que reciben inulina y los niños, adolescentes o adultos que han sido tratados con rifaximina es lo que se necesita hacer para restablecer el control del crecimiento bacteriano y suprimir la producción de ácido propiónico después de una recaída.

Mis pacientes tratados con inulina se recuperan espontáneamente después de cualquiera de los eventos anteriores, siempre y cuando continúen su suplementación diaria de fibra de inulina prebiótica.

La inulina no perderá eficacia, y la dosificación previa de inulina normalmente es adecuada para restaurar su control bacteriano.

Mi paciente puede tener una supresión transitoria o alteración en su funcionamiento neurológico como se describió en capítulos anteriores por el aumento de ácido propiónico; pero esos problemas típicamente se recuperan dentro de una semana después de que el evento ofensivo se resuelve, se trata o se completa.

Si esto no ayuda a mi paciente, he observado que un ligero aumento en la dosis diaria de inulina generalmente mejora la situación.

Mis pacientes que son niños, adolescentes o adultos a los que he tratado previamente con rifaximina y que experimentan una recaída de ácido propiónico, normalmente necesitarán volver a tratarse con rifaximina.

La dosis de rifaximina que uso con una recaída es la misma que usé inicialmente para lograr su reversión del crecimiento excesivo bacteriano.

De manera similar a mis pacientes que están en tratamiento continuo con inulina, la recuperación de la toxicidad del ácido propiónico después del retratamiento con rifaximina es bastante rápida y el paciente generalmente regresa a su línea base neurológica previa al evento en una o dos semanas después de completar la rifaximina.

Además, el retratamiento con rifaximina a menudo tiene menos efectos secundarios de los que mi paciente podría haber experimentado durante su tratamiento inicial.

Creo que un menor número de efectos secundarios durante el nuevo tratamiento puede deberse a su mejora de la motilidad intestinal como resultado de la recuperación del sistema nervioso autónomo.

Y afortunadamente, a diferencia de otros tipos de antibióticos, el retratamiento con rifaximina no parece alterar la mezcla general de bacterias intestinales y el desarrollo de resistencia microbiana a la rifaximina es un fenómeno muy raro.

REINCIDENCIA DEL ÁCIDO PROPIONICO EN NIÑOS QUE HAN APROVECHADO EL BENEFICIO DE LA INULINA

Anteriormente mencioné las observaciones de que mis pacientes que son niños de entre 10 y 13 años de edad y adolescentes pueden no responder tan bien a la supresión de inulina diaria del sobrecrecimiento bacteriano como lo hacen los niños menores de 10 años.

Las razones científicas para esto no son claras, pero desde un punto de vista práctico, ésta es la razón por la que recomiendo reequilibrar las bacterias intestinales con rifaximina en mis pacientes mayores que no respondieron a la inulina, y en todos los adolescentes y adultos.

El umbral de edad que parece afectar la respuesta de un paciente a la inulina plantea la pregunta hipotética: "¿Podría un niño que ha experimentado una respuesta previamente buena a la inulina superar el efecto prebiótico de la inulina terapéutica a medida que envejece y sufre una recaída propiónica?".

En otras palabras, si un niño ha tenido una respuesta excelente con el Protocolo Nemechek™ que usa inulina a la edad de 8 años, ¿podría experimentar una recaída en algún momento a medida que envejece hasta la adolescencia que no está controlada con inulina?

Creo que esto es posible; pero hasta el momento, no he tenido pacientes de inulina jóvenes continuos en mi consulta que hayan superado el beneficio de la inulina prebiótica.

Supongo que, si ocurre, puede presentarse de la siguiente manera: que un niño estará bien controlado usando inulina como parte del Protocolo Nemechek™ y que sufrirá una recaída de uno de los eventos comunes mencionados anteriormente.

Pero en lugar de simplemente recuperarse poco después de que se resuelve el evento desencadenante de recaída, el niño no se recupera ni recupera su salud mejorada con el uso continuo de inulina.

Si esto sucediera, y no se hubieran agregado otros suplementos y cumplido por completo con todas las otras ramas del Protocolo

Nemechek ™, entonces anticipo que podría tratar al niño con rifaximina en ese momento.

Indicador:

Esté atento a los cambios neurológicos más que a los cambios de materia fecal.

Cuando busco signos de recaída de ácido propiónico en un paciente, ante todo, busco detectar cambios y regresión en la función neurológica.

Parece haber un exceso de enfoque general en la frecuencia y la calidad de la producción de heces de los niños. Si tuviéramos que examinar cada materia fechal de un adulto promedio todos los días, no solo se sentirían analizados en exceso, sino que observaríamos una variedad de cambios en las heces que no significan nada.

Les digo a mis pacientes que es más importante observar los cambios en la función cerebral que observar los cambios en el baño.

Los síntomas intestinales solos no significan que se haya reanudado la producción excesiva de ácido propiónico.

9
RECONOCER Y MANEJAR LA REINCIDENCIA INFLAMATORIA

Mi primera preocupación cuando veo la recaída de síntomas en un paciente es si ha ocurrido o no, una recaída de ácido propiónico.

Mi segunda preocupación es si el paciente experimenta una recaída inflamatoria que es la fuente de sus síntomas.

> **Causas de la Recaída:**
>
> 1. Aumento de la producción de ácido propiónico
> 2. Aumento de la producción de citoquinas proinflamatorias

Al igual que otro aumento de la producción de ácido propiónico, otro incremento en las citocinas proinflamatorias también es a veces prevenible, a menudo fácil de reconocer y de naturaleza temporal, y con frecuencia no produce una pérdida significativa de la recuperación previa si se trata de manera adecuada y oportuna.

En este capítulo se tratará expresamente el tratamiento de la recaída sintomática debido al aumento de los niveles de citoquinas proinflamatorias.

El empeoramiento de los síntomas de la primera causa de recaída del aumento de la toxicidad del ácido propiónico se discutió en el capítulo anterior.

EL EFECTO DEL PROTOCOLO NEMECHEK ™ SOBRE LA INFLAMACIÓN

Desde una perspectiva inflamatoria, el Protocolo Nemechek™ da como resultado tres grandes cambios fisiológicos que permiten la reducción neuronal para aumentar el desarrollo y la reparación de la lesión cerebral acumulada.

En primer lugar, el Protocolo Nemechek™ reduce la producción de citocinas proinflamatorias tanto del crecimiento excesivo bacteriano como de un desequilibrio de la relación omega-6 con respecto a los ácidos grasos omega-3 en la dieta del paciente.

En segundo lugar, el Protocolo Nemechek™ reduce el estrés inflamatorio causado por las cantidades excesivas de ácidos linoleico, araquidónico y palmítico que se encuentran en los alimentos preparados y procesados.

Y tercero, el Protocolo Nemechek™ cambia el estado de activación de la microglía M1 de su comportamiento inflamatorio y de producción de citocinas hacia la microglía M2 antiinflamatoria que está asociada con la liberación de citoquinas antiinflamatorias (IL-10, TGF-β1) y la reparación de las células cerebrales lesionadas.

> **Beneficios inflamatorios del Protocolo de Nemechek:**
>
> 1. Equilibra Omega-6 A Ácidos Grasos Omega-3
> 2. Reduce El Impacto De Los Ácidos Dietéticos Linoleico, Araquidónico Y Palmítico
> 3. Cambia M1-Microglia Hacia El Comportamiento Antiinflamatorio M2-Microglia

RECONOCIENDO LA RETIRADA DEL INCREMENTO DE LOS NIVELES DE CITOLINAS PRO-INFLAMATORIAS

Como se discutió anteriormente, una recaída del aumento de los niveles de ácido propiónico ocurre cuando se produce de nuevo el crecimiento bacteriano en el intestino delgado y las bacterias comienzan a secretar cantidades excesivas de ácido propiónico nuevamente.

Los niveles de ácido propiónico en ocasiones aumentan rápidamente y dan como resultado la rápida recaída de las conductas del ácido propiónico.

El regreso de los síntomas de una recaída inflamatoria que he observado en mis pacientes, sin embargo, es claramente diferente.

La discrepancia más importante es que la recaída inflamatoria ocurre más lentamente, a menudo durante un período de tiempo de dos a seis semanas; a diferencia de la recaída del ácido propiónico que ocurre rápidamente en solo una o dos semanas.

La naturaleza característica de la recaída inflamatoria está relacionada con los síntomas de la disfunción del sistema nervioso autónomo subyacente del paciente que han estado mejorando, y no está necesariamente relacionada con los síntomas de la toxicidad del ácido propiónico.

> **Características De La Citoquina Inflamatoria**
>
> 1. Inicio lento (2-6 semanas)
> 2. Rendimiento lento de la disfunción autonómica
> 3. Puede ocurrir después de un evento desencadenante
> 4. No necesariamente asociado con sobrecrecimiento bacteriano

Los desencadenantes de las recaídas inflamatorias son eventos que causan un aumento en los niveles de citoquinas proinflamatorias en el cerebro.

Las citoquinas proinflamatorias más comúnmente relacionadas con el deterioro de la función neurológica son IL-2, IL-6 y TNF-alfa.

Estas citoquinas se liberan del fenómeno de "intestino permeable" que ocurre con el crecimiento excesivo bacterian.

Pero a diferencia de la recaída clínica de la toxicidad del ácido propiónico, un empeoramiento de los síntomas a partir de un aumento de las citoquinas proinflamatorias no requiere necesariamente sobrecrecimiento bacteriano.

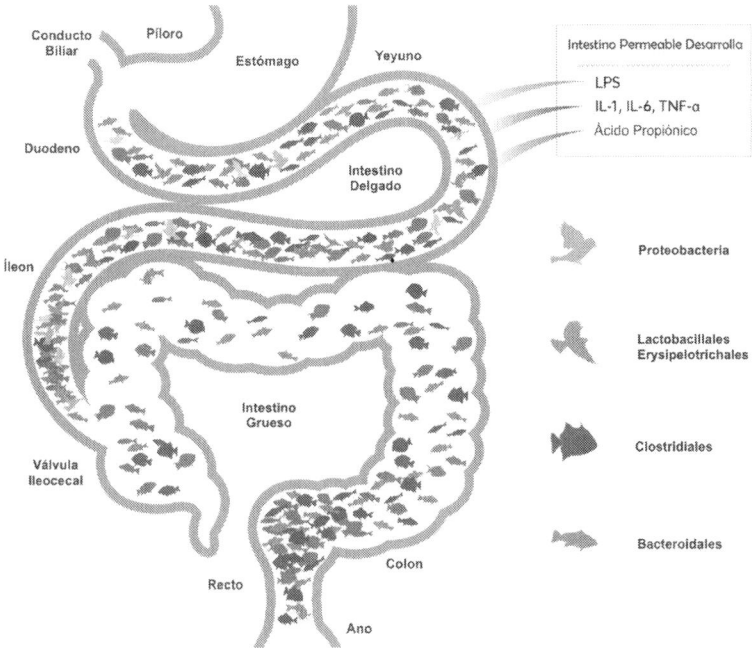

Aunque el sobrecrecimiento bacteriano puede contribuir tanto a la recaída del ácido propiónico como a la recaída inflamatoria, la fuente de citocinas proinflamatorias que causan una recaída inflamatoria puede provenir de una variedad de fuentes (discutidas a continuación), tanto dentro como fuera del sistema nervioso central.

Algunos de los eventos desencadenantes son de corta duración y sus efectos adversos son transitorios, siempre que el paciente continúe cumpliendo con el Protocolo Nemechek™.

Los ejemplos de desencadenantes inflamatorios a corto plazo son fracturas, estados infecciosos agudos (sinusitis, infección del tracto urinario), estrés de la cirugía abdominal o torácica, reacciones excesivas o adversas a las vacunas y otras infecciones.

> **Eventos de recaída inflamatoria a corto plazo:**
>
> 1. Fracturas
> 2. Neumonía
> 3. Infección viral
> 4. Infecciones del tracto urinario
> 5. Sinusitis / infección del oído medio
> 6. Cirugía abdominal o torácica
> 7. Reacciones de vacunación excesivas o adversas

Otros tipos de eventos pueden conducir a la producción a largo plazo de niveles elevados de citoquinas proinflamatorias.

Los ejemplos de eventos que pueden impulsar el aumento de un paciente en citocinas proinflamatorias incluyen el aumento de la inflamación que resulta del retorno del sobrecrecimiento bacteriano intestinal, la falta de adherencia a su dosificación diaria de inulina (si corresponde), el cambio a una baja calidad aceite de pescado o aceite de oliva que ya no protege o repara las células y el desarrollo de un trastorno autoinmune (Hashimoto, Crohn, Psoriasis).

Además, la exposición crónica al humo de tabaco de segunda mano o los vapores de diesel, la deficiencia grave de vitamina D, la enfermedad periodontal y las infecciones crónicas (hepatitis, VIH, parásito intestinal) también pueden contribuir a la recaída a largo plazo.

Eventos De Recaída Inflamatoria A Largo Plazo:

1. Enfermedad periodontal (de las encías)
2. Deficiencia severa de vitamina d
3. Retorno de sobrecrecimiento bacteriano
4. Infección crónica (hepatitis, VIH)
5. Desarrollar un trastorno autoinmune
6. Uso de aceite de pescado de baja calidad o EVOO
7. Además de un probiótico o ayuda digestiva
8. Exposición crónica a humo de tabaco / diesel
9. Incumplimiento de la insulina, aceite de pescado o EVOO

El empeoramiento de los síntomas del aumento de las citoquinas proinflamatorias puede ocurrir en cualquier paciente que se recupera de un trastorno del desarrollo o que tiene daño cerebral residual (disfunción del sistema nervioso autónomo, depresión crónica, trastorno de estrés postraumático) por lesiones cerebrales físicas, emocionales o inflamatorias previas (daño cerebral acumulativo).

SÍNTOMAS DE LA RETIRADA DE LA INFLAMACIÓN INCREMENTADA

Los síntomas que experimentan los niños pueden clasificarse como pertenecientes a la toxicidad del ácido propiónico, el retraso en el desarrollo y la lesión cerebral acumulada.

Los síntomas que noto en mis pacientes por la toxicidad del ácido propiónico son las conductas regresivas y serenas que frecuentemente informan sus padres poco después de un episodio regresivo clásico (pérdida del contacto visual, fatiga, conductas repetitivas, alteración del apetito).

Los síntomas que veo en mis pacientes asociados con retraso en el desarrollo, implican un desarrollo neuronal inadecuado que conduce a dificultades sensoriales, del habla o motoras.

Y los síntomas observados en mis pacientes que están asociados con la lesión cerebral acumulativa (CBI), a menudo están relacionados con la disfunción de su sistema nervioso autónomo, pero también pueden involucrar a regiones del cerebro que se ocupan de la función emocional y vestibular.

Toxicidad de PPA	Retraso En El Desarrollo	CBI
Pérdida De Contacto Visual	Trastorno Del Procesamiento Sensorial	Ansiedad, Autoestimulación
Autoaislamiento	Disfunción De La Marcha A Motor	Aumento Del Hambre
Fatiga	Retraso En El Deterioro Del Habla	ADD, ADHD, PTSD
Preferencia De Comida Limitada		Hiperactividad
Comportamientos Repetitivos		Problemas De Vejiga
		Depresión Crónica

Curiosamente, cuando veo que los pacientes experimentan una recaída puramente inflamatoria (lo que significa que no hay sobrecrecimiento bacteriano ni aumento del ácido propiónico), los síntomas que empeoran tienden a ser aquellos asociados con una lesión cerebral acumulativa, y no los síntomas que reflejan sus problemas de desarrollo previos.

En mis pacientes con retraso en el desarrollo, la mejora sintomática asociada con la renovación de la reducción neuronal se ve en su maduración cerebral renovada después de que comenzaron a trabajar conmigo en el Protocolo Nemechek™.

Los niños y adolescentes empezarán a avanzar desde un punto de vista de desarrollo neurológico. Su función emocional, social, sensorial y física comienza a alcanzar su edad cronológica.

Y quizás, la cuestión más inspiradora sobre el proceso de reparación cerebral que veo que ocurre en mis pacientes es que una vez que la reducción y maduración neuronal ha sucedido, generalmente no se puede revertir (en otras palabras, las nuevas vías neuronales no están "sin podar") con una recaída inflamatoria.

Si mis pacientes han superado el retraso en el desarrollo y han aprendido ciertas habilidades sociales, o han aprendido a hablar con más claridad, los pacientes generalmente no experimentan un deterioro de sus ganancias previas del desarrollo con una recaída inflamatoria.

Estos niños no solo no se deterioran hasta el punto en que comenzamos por primera vez el proceso de reparación, sino que ahora sus familias entienden mejor el proceso de reparación y todavía están en curso las reparaciones.

Los síntomas predominantemente asociados con una recaída inflamatoria son los relacionados con la lesión cerebral acumulada subyacente que aún está en proceso de reparación.

Para usar un adagio antiguo, la recaída inflamatoria equivale a un escenario de "tres (03) pasos adelante, un (01) paso hacia atrás" que consiste principalmente en ganancias graduales (adelante) con posibles recaídas de daño cerebral acumulativo (hacia atrás) después de un corto o largo plazo evento de recaída.

La reparación del daño del sistema nervioso autónomo por una lesión cerebral acumulativa se observa en la reducción de la hiperactividad, el hambre excesiva, la ansiedad o agresión no provocada, el ejercicio físico, la fatiga crónica y el enfoque y la atención mejorados.

Durante una recaída inflamatoria, son los síntomas de la disfunción del sistema nervioso autónomo los que regresan lentamente durante varias semanas si los niveles de citoquinas inflamatorias del paciente permanecen crónicamente elevados.

Por ejemplo, si mi paciente mejora su nivel de hiperactividad, ansiedad y hambre excesiva mientras usa el Protocolo Nemechek™ y luego, por alguna razón, se suspende su suplementación con aceite de pescado o se cambia a una marca de menor calidad o fraudulenta, sin las citoquinas inflamatorias que pueden surgir.

En ese ejemplo, la caída o la falta de los nutrientes esenciales omega-3 en el aceite de pescado da como resultado una elevación constante y crónica de las citoquinas proinflamatorias en el cerebro, y en las próximas dos a seis semanas habrá un retorno gradual de la hiperactividad, ansiedad y hambre excesiva del niño.

Por lo tanto, para poder reconocer los signos y síntomas de cualquier tipo de recaída en mis pacientes, primero pienso en los síntomas de: (1) toxicidad por ácido propiónico, (2) retraso en el desarrollo y (3) lesión cerebral acumulativa como tres diferentes problemas con distintas líneas de tiempo y síntomas que son exclusivos de cada proceso cerebral que puede estar involucrado.

A VECES LA REINCIDENCIA NO TIENE SENTIDO

Incluso como médico experto, a veces hay situaciones clínicas en las que no puedo determinar si mi paciente está experimentando una recaída de ácido propiónico que necesita otra ronda de rifaximina o una simple recaída inflamatoria que podría requerir un aumento en la dosificación de aceite de pescado.

Lo primero que hago es verificar que no se hayan agregado probióticos a los suplementos o alimentos de mi paciente. Si bien entiendo cómo algunos pacientes con sobrecrecimiento bacteriano han tenido algún beneficio positivo de los probióticos en el pasado, una vez que se ha revertido su sobrecrecimiento con inulina o rifaximina, he observado el mismo probiótico para empeorar significativamente la condición de mi paciente.

Lo segundo que hago es revisar su historial para ver si se han agregado dietas, medicamentos o suplementos nuevos al mismo tiempo que están en el Protocolo Nemechek™ o si se modificó una dosis sin mi aprobación. A veces, los efectos secundarios inesperados de estos otros tipos de cosas pueden simular ácido propiónico o recaídas inflamatorias.

Si se agregó algo nuevo o si se cambió una dosis, considero que la familia suspenda la dieta, la medicación, el suplemento o regrese a la dosis anterior para ver si los síntomas desaparecen.

Y finalmente, si los síntomas no mejoran después de varias semanas y si ninguno de los problemas anteriores se aplica al paciente, a menudo simplemente volveré a equilibrar el tracto intestinal con otro ciclo de rifaximina o podría considerar cambiar de inulina a rifaximina.

Seguir este enfoque paso a paso generalmente me ayuda a resolver el misterio de las recaídas inflamatorias inexplicables.

PRECAUCIÓN:

Nunca suspenda ningún medicamento recetado o altere la dosis sin antes discutir todos los riesgos potenciales con el médico que prescribe.

10
OPORTUNIDADES POTENCIALES PARA LA PREVENCIÓN

Ahora que he descubierto un proceso que puede revertir o mejorar las características clave del autismo existente y muchos otros trastornos de la niñez, naturalmente considero si este mismo proceso se puede usar de una manera potencialmente preventiva.

Si he generado un cambio en los niños de hoy, ¿qué tal hacer un cambio en los niños del mañana?

La reducción de la inflamación y el sobrecrecimiento bacteriano pueden ser los elementos clave para prevenir muchos trastornos del desarrollo infantil.

En el caso del autismo, el primer desafío es evaluar si podemos evitar la producción excesiva de ácido propiónico a partir del sobrecrecimiento bacteriano, ya que es la característica patológica única que delinea la mayoría del autismo de otros trastornos.

Si podemos mantener un equilibrio más saludable de bacterias intestinales en un niño sin crecimiento excesivo y sin la producción exagerada de ácido propiónico, las características principales que delinean el autismo de la demora en el desarrollo y la lesión cerebral acumulativa no se producirían de manera previsible.

Un equilibrio más saludable de las bacterias intestinales también previene prediciblemente la fuga de LipopPoliSacáridos (LPS) en la circulación sistémica y el sistema nervioso central.

La prevención de la fuga de LPS (también conocida como translocación bacteriana o intestino permeable) también podría evitar la aparición de dos eventos patológicos adicionales:

1. Producción de citocinas proinflamatorias del intestino delgado
2. Desarrollo de M1-microglía estimulada que promueve la inflamación (glóbulos blancos dentro del SNC)

Las citoquinas proinflamatorias y la microglía M1 estimulada solo sirven para ralentizar la reducción neuronal normal (un factor causante del retraso en el desarrollo) y para aumentar el daño e impedir la recuperación total de las lesiones cerebrales infantiles comunes.

En este capítulo, incluí las recomendaciones que discuto con mis pacientes sobre los posibles métodos para limitar o reducir el riesgo de que un niño desarrolle un crecimiento excesivamente dañino de bacterias intestinales y, en consecuencia, minimizar las probabilidades de padecer autismo, retraso en el desarrollo y acumulación daño cerebral.

Ninguna de mis posibles sugerencias de prevención en este capítulo está "probada", en el sentido de que se hayan realizado ensayos clínicos en humanos.

Mis teorías provienen de mis experiencias y observaciones después de tratar a adultos de todas las edades, niños con autismo y trastornos del desarrollo, y mujeres antes y después del embarazo con el Protocolo Nemechek™.

Todos estos pacientes padecían efectos nocivos de la inflamación, sobrecrecimiento bacteriano y la disfunción del sistema nervioso autónomo.

He podido revertir o mejorar en gran medida el sobrecrecimiento bacteriano en madres en edad fértil y niños de todas las edades, por lo que existe un potencial razonable de que los mismos métodos que previenen el sobrecrecimiento bacteriano también puedan prevenir o limitar el padecimiento del autismo, el retraso del desarrollo y el daño cerebral acumulativo; ya que son comúnmente la consecuencia del sobrecrecimiento bacteriano.

Estos trastornos de la infancia son de naturaleza muy diversa, como pueden ser algunos de los factores complicados que surgen durante el embarazo.

Cualquier lector de este libro que esté aprendiendo sobre las modalidades de tratamiento y las sugerencias que le doy a mis pacientes, debe analizar todas y cada una de estas opciones con sus proveedores de atención médica antes de iniciar cualquiera de ellas con cualquier persona o en cualquier momento; ya sea antes del embarazo, durante el embarazo o después del parto.

El hecho de que nadie informe a todos sus médicos generales de todos sus fármacos, suplementos, hierbas, intención de seguir cualquier programa de tratamiento, hábitos dietéticos, etcétera, puede confundir el cuadro clínico de los especialistas, e incluso causar el uso innecesario de medicamentos, efectos o complicaciones.

CONSIDERACIONES ANTES DEL EMBARAZO

Las mujeres que están considerando embarazarse deben saber que las citoquinas proinflamatorias (IL-1, IL-6, TNF-alfa) que se producen dentro de su cuerpo pueden atravesar la placenta y causar un daño potencial al bebé por nacer.

Las citoquinas proinflamatorias son capaces de alterar el desarrollo normal del cerebro, así como también de activar genes en sus hijos mientras están todavía dentro del útero y después del parto.

Después del nacimiento, incluso pueden ser capaces de causar nuevas mutaciones en el ADN del niño. Estas citocinas también se asocian con un aumento de las complicaciones del embarazo, como el aborto espontáneo y la eclampsia.

Aconsejo a mis pacientes que están pensando concebir, trabajar para normalizar el estado inflamatorio de su cuerpo. El Protocolo Nemechek™ para recuperación autónoma (para adultos) está diseñado para reducir específicamente los niveles excesivos de citoquinas proinflamatorias de una persona con el fin de mejorar o restaurar la disfunción del sistema nervioso autónomo.

Esperar hasta que una mujer quede embarazada antes de empezar el proceso de reducción general de la inflamación no es una buena estrategia, ya que puede llevar tres o más meses lograr un estado más bajo o normal de citoquinas inflamatorias.

Del mismo modo, aguardar hasta que una mujer quede embarazada antes de iniciar el proceso de control de sobrecrecimiento bacteriano tampoco es una estrategia conveniente, ya que los suplementos de inulina prebióticos toman tiempo para funcionar.

El medicamento de rifaximina que prescribo a mis pacientes adultos para revertir el sobrecrecimiento bacteriano intestinal no es una opción de tratamiento, ya que no está aprobado para su uso durante el embarazo o la lactancia.

La reducción de la inflamación general antes de concebir, puede mejorar las tasas de fertilidad y posiblemente limitar complicaciones como la preeclampsia y el aborto espontáneo durante el embarazo.

La reducción de la inflamación también puede optimizar la salud y resistencia del sistema nervioso autónomo de la madre frente a la tensión y la posible lesión que a veces se produce durante el parto.

Creo que asegurar a una mujer de no tener una proliferación bacteriana significativa y que complemente su dieta con el equilibrio correcto de ácidos grasos omega-3 y omega-6 mediante el Protocolo Nemechek™, contribuirá en gran medida a maximizar sus posibilidades de tener un embarazo saludable y sin complicaciones.

CONSIDERACIONES DURANTE EL EMBARAZO

La inflamación puede jugar un papel significativo en el desarrollo neurológico del niño antes del nacimiento mientras se desarrolla en el útero.

La exposición excesiva del feto a niveles elevados de citocinas proinflamatorias es un factor importante que también puede determinar la presencia o el nivel de gravedad del autismo u otros trastornos del desarrollo.

Las fuentes de exposición proinflamatoria a las citoquinas durante el embarazo pueden incluir desequilibrio bacteriano intestinal de la madre, ingesta inadecuada de omega-3 y ácidos grasos omega-6 excesivos, exposición al humo de tabaco, enfermedad periodontal, AGEs dietéticos excesivos (productos finales de glicación avanzada) así como la disfunción materna del reflejo inflamatorio parasimpático-vago del sistema nervioso autónomo.

Después del nacimiento de un niño, las citocinas proinflamatorias excesivas pueden causar la interrupción del proceso normal de desarrollo neuronal e inhibir al cerebro de reparar las lesiones cerebrales comunes que ocurren por un trauma físico, emocional, químico e inflamatorio.

Colonización bacteriana versus translocación bacteriana durante el embarazo

El feto en desarrollo no tiene ninguna bacteria dentro de sus intestinos mientras está en el útero, por lo que un infante no puede desarrollar inflamación por la translocación bacteriana antes del nacimiento.

El tracto intestinal del niño se coloniza con la mezcla bacteriana de su madre en el momento del nacimiento, donde dicha mezcla es heredada.

Estudios recientes sugieren que el niño adoptará la mezcla bacteriana intestinal de la madre, independientemente de si el parto es vaginal o de cesárea.

Si la madre tiene una mezcla saludable de bacterias intestinales, el niño es colonizado con una mezcla saludable al nacer.

La inflamación excesiva de las bacterias intestinales en un niño puede aumentar inmediatamente después del nacimiento si se coloniza con una mezcla insalubre de bacterias intestinales que adopta de su madre, o si la mezcla se interrumpe al pasar tiempo dentro de la UCIN o al recibir antibióticos.

Si la madre tiene una mezcla propensa al sobrecrecimiento bacteriano, la inflamación y la producción de ácido propiónico, el niño nacerá de manera similar con sobrecrecimiento bacteriano, inflamación y la propensión a producir ácido propiónico.

LPS (LipoPoliSacáridos) es una molécula de la superficie de las bacterias del crecimiento excesivo que se escapa a través del intestino y desencadena la inflamación en un proceso conocido como translocación bacteriana (a menudo denominado intestino permeable).

Los estudios en animales indican que la translocación bacteriana de LPS en la madre no desencadena la inflamación en el feto, pero provocará un aumento de las citocinas proinflamatorias en la madre.

Desafortunadamente, estas citocinas pueden atravesar la placenta y alterar el desarrollo neurológico del niño, así como desencadenar la variedad de genes que se suman a la complejidad del autismo (TEA) y a los trastornos del desarrollo intrauterino.

Mejorando la transferencia de ácidos grasos Omega-3 en el tercer trimestre

La madre transferirá la mitad de sus reservas corporales de omega-3 a su hijo durante el tercer trimestre del embarazo.

Esta transferencia proporciona al niño suficientes ácidos grasos omega-3 necesarios para el desarrollo neurológico normal durante el primer año de vida.

La mejoría neurológica es tan significativa que el hijo de una madre que se complementa con ácidos grasos omega-3 del aceite de pescado, en promedio tendrá un I.Q. casi 10 puntos más alto de lo que hubieran tenido de otra manera.

Pero si la dieta de la madre es baja en ácidos grasos omega-3 y alta en inflamación causando ácidos grasos omega-6, el niño puede experimentar un desequilibrio similar de ácidos grasos omega durante la transferencia del tercer trimestre.

El desequilibrio de ácidos grasos omega aumentará aún más el nivel de citoquinas inflamatorias en la madre y el niño, pudiendo afectar aún más el desarrollo normal del cerebro en este último.

La suplementación con aceite de oliva extra virgen también puede ayudar a reducir aún más el estado inflamatorio de la madre durante el embarazo. El aceite de oliva extra virgen contiene altas cantidades de un ácido graso omega-9 llamado ácido oleico.

El ácido oleico ayuda a bloquear y revertir el daño inflamatorio causado por la ingesta excesiva de ácidos grasos omega-6 en la dieta, así como ácidos grasos saturados como el ácido palmítico.

Normalmente recomiendo que las mujeres embarazadas bajo mi cuidado complementen su dieta con 2.000-3.000 mg de aceite de pescado por día, y que también consuman dos (02) cucharadas de aceite de oliva extra virgen certificado nacionalmente.

Muchas regiones del mundo producen aceite de oliva excelente y de alta calidad a nivel local, que es una opción ideal para cocinar; pero, debido al alto porcentaje de aceite de oliva fraudulento que se importa a los EE. UU., recomiendo que mis pacientes estadounidenses consuman solamente aquellos que el Consejo de Aceite de Oliva de California (COOC) certificó; los mejores aceites de oliva de California debido a su alta calidad.

Mejora del equilibrio bacteriano intestinal durante el embarazo

Para optimizar el equilibrio intestinal durante el embarazo, recomiendo a mis pacientes que completen, si es necesario, la inulina de fibra prebiótica de venta libre.

La inulina ayuda a mejorar los síntomas intestinales del sobrecrecimiento bacteriano, como la diarrea, la acidez estomacal, las náuseas y los calambres.

Desafortunadamente, las opciones de tratamiento del equilibrio intestinal durante el embarazo se limitan solo a la fibra de inulina.

El uso del antibiótico no absorbible, rifaximina, para reequilibrar las bacterias intestinales, no ha sido estudiado adecuadamente durante el embarazo; por lo que no es recomendable.

CONSIDERACIONES DESPUÉS DE NACIMIENTO

Maximizar el equilibrio saludable de bacterias intestinales junto con el mantenimiento óptimo entre los ácidos grasos omega-3 y omega-6, es crítico para el desarrollo normal del cerebro y la reparación neuronal normal de las lesiones cerebrales que comúnmente pueden ocurrir a lo largo de la vida; manejar estos problemas por adelantado puede ayudar teóricamente a prevenir el autismo regresivo en algunos niños.

Si hay alguna sospecha de sobrecrecimiento bacteriano en la madre o hermanos mayores (dado que también serían colonizados con la mezcla bacteriana de la madre) de mi paciente (el hermano menor), generalmente recomiendo suplementar al bebé con $1/16$ a $1/8$ de cucharadita de fibra de inulina en polvo a diario y 300 mg de ácidos grasos omega-3 del aceite de pescado.

Cuando el niño tenga edad suficiente para comer alimentos regulares, aconsejo que los alimentos se cocinen en aceite de oliva extra virgen certificado de California para protegerlos de los ácidos grasos omega-6 tóxicos que inevitablemente se filtrarán en su dieta.

CONSIDERACIONES ESPECÍFICAS DE LAS VACUNACIONES

Personalmente, apoyo la vacunación de niños.

Solo estoy en contra de vacunar a los niños cuando están experimentando sobrecrecimiento bacteriano y cuando tienen un nivel insalubre de citoquinas proinflamatorias dentro de su cerebro.

Como mencioné en capítulos anteriores, el cerebro puede resultar afectado por lesiones físicas, traumas emocionales, exposiciones químicas o tóxicas, falta de oxígeno y una oleada de sustancias inflamatorias llamadas citoquinas proinflamatorias.

Estas citoquinas proinflamatorias son parte de nuestro proceso de reparación natural. Por ejemplo, estos productos químicos se liberan con una reacción inmune saludable desencadenada por la influenza y causan la fatiga y la incomodidad muscular que frecuentemente experimentamos.

Estas citoquinas proinflamatorias también se pueden liberar en otras circunstancias comunes.

En estudios en animales, las cirugías del abdomen o el tórax, las fracturas de los huesos largos, las infecciones cerebrales y las vacunas son capaces de interrumpir la función cerebral debido a la liberación de citoquinas proinflamatorias.

Es importante tener en cuenta que cuando las citoquinas proinflamatorias dañan el cerebro de un ratón sano con un equilibrio bacteriano intestinal normal y una ingesta regular de ácidos grasos omega, el ratón es capaz de recuperarse completamente del estrés inflamatorio de la vacuna en pocas semanas.

Si un ratón tiene microglía estimulada y niveles aumentados de citocinas proinflamatorias debido al sobrecrecimiento bacteriano, no se recupera completamente y la lesión deja atrás el daño residual (consulte los documentos de Cunningham en el apéndice de referencia).

El daño residual de la lesión cerebral no reparada contribuye a la lesión cerebral acumulada que he discutido en otras secciones de este libro.

Las vacunas están diseñadas para imitar la exposición a un organismo infeccioso con el fin de crear una reacción inmune inflamatoria y protectora.

Para que una vacuna sea efectiva, la inflamación que desencadena es una parte esencial de la reacción protectora.

Pero dependiendo de la salud cerebral de la persona vacunada, el crecimiento inflamatorio de las citoquinas proinflamatorias de la vacuna puede tener consecuencias no deseadas, como el empeoramiento del sobrecrecimiento bacteriano, el retraso en el desarrollo o puede provocar daño cerebral acumulativo.

Sabiendo que el autismo y el retraso en el desarrollo asociado, generalmente no pueden ocurrir sin los elevados niveles de ácido propiónico y la inflamación desencadenada por el sobrecrecimiento bacteriano del intestino delgado, la pregunta inevitable es: ¿cómo podría la reacción inflamatoria de la vacuna aumentar la probabilidad de autismo, trastornos del desarrollo o daño cerebral?

El debate se ha extendido durante décadas sobre las consecuencias directas e indirectas de las vacunas sobre la incidencia del autismo en particular.

Mi opinión sobre el posible papel de las vacunas en el desencadenamiento del autismo es la siguiente:

La oleada inflamatoria comúnmente administrada por las vacunas puede ser lo suficientemente fuerte como para interrumpir temporalmente la función del sistema nervioso autónomo y dar lugar a la desaceleración de la motilidad intestinal (peristalsis) hacia adelante en individuos susceptibles.

Los estudios demuestran que las vacunas son capaces de alterar la función de la rama parasimpática del sistema nervioso autónomo; la cual se asocia con una disminución del peristaltismo, un factor de riesgo para el desarrollo o empeoramiento del sobrecrecimiento bacteriano.

La disminución de la peristalsis intestinal de otras situaciones como la aplicación de anestesia general, la cirugía abdominal, las conmociones cerebrales y los trastornos como la esclerodermia y la insuficiencia renal se vinculan con un mayor riesgo en el desarrollo del crecimiento bacteriano excesivo del intestino delgado.

En mi oficina, he sido testigo de la recaída del crecimiento excesivo bacteriano de la vacunación de rutina en varios pacientes adultos bajo mi cuidado.

Si un niño adquiere una forma leve de sobrecrecimiento bacteriano de su madre o del uso de antibióticos al principio de su vida, una vacunación posterior podría empeorar el sobrecrecimiento bacteriano y podría fomentar la producción excesiva de ácido propiónico a pesar de su efecto negativo sobre el peristaltismo.

En individuos con microglía previamente preparada por sobrecrecimiento bacteriano, la oleada inflamatoria adicional podría ralentizar aún más el desarrollo y podría contribuir con una pequeña cantidad de daño cerebral acumulativo; ya que se ha demostrado que la microglía estimulada previene la recuperación total de la lesión cerebral relacionada con la vacuna.

Nuevamente, particularmente, apoyo la vacunación de niños. Solo estoy en contra de vacunar a los niños cuando están experimentando sobrecrecimiento bacteriano y cuando tienen un nivel insalubre de citoquinas proinflamatorias dentro de su cerebro.

Los problemas pueden evitarse cuando un paciente recibe vacunas necesarias para salvar su vida; es posibel mejorar la salud del paciente antes y durante dichas vacunas.

Las vacunas son la única forma de proteger actualmente a los niños de varias enfermedades mortales para las que no existe otro tratamiento; entre ellas el sarampión, de la que mueran muchos anualmente. Las vacunas contra el sarampión y muchas otras enfermedades infantiles han sido un gran éxito, y sin vacunaciones, las epidemias masivas volverán a ser la norma mortal.

Como recordatorio general de salud, no hay antibióticos para tratar a un niño infectado con sarampión, paperas, rubéola o polio.

Considero que otro tema importante a tener en cuenta, es el momento de las vacunas.

Creo que retrasar la vacunación de los niños durante unos meses hasta que sus bacterias intestinales y su estado inflamatorio hayan mejorado con inulina y ácidos grasos omega-3 del aceite de pescado, ayudaría predeciblemente a estabilizar su sistemas nervioso y debería ayudar a minimizar el riesgo de desarrollar autismo, retraso en el desarrollo futuro y daño cerebral acumulado.

Para explorar posibles oportunidades preventivas, lógicamente empiezo con las simples herramientas nutricionales que afectan el autismo y los trastornos de la infancia, y los utilizo de manera proactiva iniciando a mi bebé o niño pequeño con suplementos diarios de inulina y aceite de pescado.

Equilibrar las bacterias intestinales con $^1/_{16}$ a $^1/_4$ cucharadita de inulina en polvo por día en mi paciente con sospecha de sobrecrecimiento bacteriano, tiene el potencial de disminuir la probabilidad de sobrecrecimiento bacteriano con bacterias productoras de ácido propiónico debido a la disminución del peristaltismo.

Es la producción repentina de niveles excesivos y altos de ácido propiónico del tracto intestinal que saturan el cerebro del niño y explican por qué algunos padres informan que vieron a su hijo desaparecer en estado de estupor poco después de recibir una vacuna.

La producción excesiva de ácido propiónico es la causa del clásico escenario de autismo regresivo.

Además, suplementar con 300-500 mg de ácidos grasos omega-3 del aceite de pescado y cocinar todos los alimentos en aceite de oliva extra virgen certificado de California, también debería ayudar a cambiar el fenotipo de la microglía dentro del cerebro del niño en el fenotipo m2-microglía que es antiinflamatorio y ayuda a reparar lesiones cerebrales.

Y si mi paciente está consumiendo alguna forma de alimento procesado, le sugiero que agregue una pequeña cantidad de aceite de oliva extra virgen certificado nacional a su dieta diaria para bloquear los efectos dañinos del exceso de ácidos grasos omega-6.

El aumento de la preponderancia de M2-microglía antiinflamatoria y reparadora debería permitir que el cerebro del niño se recupere por completo de cualquier lesión cerebral inflamatoria resultante de la vacuna.

Equilibrar la necesidad de vacunas con la de recuperarse del sobrecrecimiento bacteriano intestinal y la lesión inflamatoria, nos lleva al segundo problema temporal que es el marco de tiempo potencial entre las rondas de vacunaciones.

La posible forma en que abordaría las vacunas en niños sospechosos de experimentar sobrecrecimiento bacteriano y/o un nivel insalubre de citocinas proinflamatorias dentro de sus cerebros, consistiría en comenzar a tratar primeramente a mi joven paciente con inulina diaria, suplementos de aceite de pescado. Si está consumiendo alimentos procesados, deberá agregarse una pequeña cantidad de aceite de oliva doméstico certificado para bloquear los efectos del exceso de ácidos grasos omega-6.

Luego, después de aproximadamente tres meses, esperaría que la inflamación y la función microglial se mejoren lo suficiente de la inulina y el aceite de pescado como para iniciar la vacunación; con una sola vacuna cada 1 a 2 meses para minimizar el aumento inflamatorio de cada exposición.

Tengo en cuenta que el aumento de la inflamación que se espera después de una sola vacuna es significativo, también creo que recibir tres vacunas en un solo día podría provocar el efecto acumulativo de tres oleadas inflamatorias separadas.

La vacuna MMR (sarampión, paperas y rubéola), por ejemplo, idealmente se dividiría en vacunación contra el sarampión, luego un vacunación contra las paperas, y finalmente, una vacuna contra la rubéola con cada una separada de la otra por 1 a 2 meses; dependiendo de la tasa individual de recuperación de ese paciente.

Me parece lógico, al permitir el tiempo de recuperación y estabilización entre rondas, que pueda continuar así con una sola vacuna cada mes o dos hasta que se haya administrado un panel de vacunación totalmente protector.

Admito de buena gana que no hay "estudios en humanos con cegamiento de placebo" para respaldar mis recomendaciones preventivas contenidas en este capítulo.

Mis sugerencias provienen del razonamiento deductivo y el sentido común de que, si la inulina y el aceite de pescado pueden revertir el daño neurológico subyacente en el autismo y el retraso en el desarrollo, entonces los mismos tratamientos tienen una posibilidad razonable de prevenirlos también.

No anticipo que se realicen estudios en humanos o que se escriban artículos revisados por pares en el corto plazo sobre los efectos beneficiosos del Protocolo Nemechek™.

Pero la realidad que ahora enfrentamos a nivel mundial, es que de repente tenemos una o dos generaciones de niños que experimentan tasas crecientes de autismo y trastornos del desarrollo que hasta hace poco no se explicaban.

Estos niños, y otros por nacer, necesitan ayuda, y creo que gracias al éxito que he visto al utilizar las simples herramientas nutricionales del Protocolo Nemechek™, éste podría ser un posible enfoque preventivo para considerar en el futuro también.

Como recordatorio, ninguna de mis posibles sugerencias de prevención en este capítulo está "probada", en el sentido de que se han realizado ensayos clínicos en humanos.

Mis teorías provienen de mis experiencias y observaciones después de tratar a adultos de todas las edades, niños con autismo y trastornos del desarrollo, y mujeres antes y después del embarazo con el Protocolo Nemechek™.

Todos estos pacientes padecían efectos nocivos de la inflamación, el sobrecrecimiento bacteriano y la disfunción del sistema nervioso autónomo.

11

A VECES LOS MILAGROS SUCEDEN
HISTORIAS DE RECUPERACIÓN

NIÑO DE 7 AÑOS CON RETRASO DE DESARROLLO Y TRASTORNO DE DESAFÍO OPOSICIONAL

Este niño de siete años fue llevado a verme porque los problemas de conducta y de enfoque se habían deteriorado tanto que su escuela primaria estaba tratando de evitar que entrara al tercer grado.

Estaba teniendo problemas importantes para concentrarse, se distraía fácilmente, hablaba excesivamente y era muy discutidor.

Tenía eccema, experimentaba frecuentes dolores abdominales, tenía fiebre al azar, y era muy quisquilloso con la comida. Dos años antes había sufrido una conmoción cerebral después de caerse de un trampolín.

Comenzó con inulina y ácidos grasos omega-3 del aceite de pescado, y después de solo diez días, su madre informó que su eccema había mejorado dramáticamente y que estaba comenzando a calmarse.

Después de seis semanas, el rendimiento y el comportamiento de su escuela habían mostrado una mejora significativa. Todavía estaba luchando con algunas habilidades de interacción social en este punto.

Después de cinco meses, la escuela ya no informó sobre problemas de conducta y los progresos en su rendimiento académico lo ubicaron cerca de la cima de su clase.

Después de tres años, sigue teniendo éxito mientras continúa recibiendo su inulina y suplementos de aceite de pescado.

NIÑA DE 5 AÑOS CON AUTISMO NO VERBAL

Esta niña de cinco años nació de un parto sin complicaciones, pero la madre se percató de que su hija tenía problemas de conducta sutiles desde el principio.

La bebé mostró un retraso sustancial a los seis meses de edad. En ese momento, ella ya había recibido varios dosis de antibióticos para las infecciones de oído. Después de tomar los antibióticos, desarrolló un eczema severo en las manos y la cara (un signo de desequilibrio bacteriano intestinal).

A los nueve meses de edad se sometió a una reparación del paladar hendido que dio como resultado una marcada disminución en su funcionamiento general. También desarrolló reflujo ácido y esofagitis eosinofílica.

A la edad de cinco años, ella estaba teniendo problemas múltiples y siempre parecía hambrienta y gruñona. No sonreía.

Después de seis semanas de solo recibir tratamiento con inulina, toleró la transición de regreso a la escuela sin sus crisis emocionales que generalmente acompañaban los cambios en su rutina. El eccema en su piel había mejorado, pero todavía tenía un aumento en los niveles de apetito.

El aceite de pescado se añadió a su régimen y en los siguientes cuatro meses, su capacidad emocional y de aprendizaje mejoró enormemente. Su eccema había desaparecido y su hambre parecía haberse reducido a un nivel normal.

La niña estaba empezando a hablar claramente y parecía estar recogiendo algunas palabras nuevas cada semana.

Después de un año de terapia, estaba académica y emocionalmente funcionando de una forma considerada normal para su edad. Todavía tenía problemas ocasionales con el lenguaje; pero en la mayor parte del tiempo, hablaba por completo.

Tres años más tarde, mi esposa y yo tropezamos con esta familia en una ferretería local. La niña estaba corriendo y jugando con sus hermanos en los pasillos. Su madre dijo que su hija estaba "totalmente bien" y que no tenía problema alguno que pudiera ser detectado.

Y la vimos sonreír.

HOMBRE DE 23 AÑOS NO VERBAL Y AUTISTA CON SÍNDROME DE LENNOX-GASTAUT

He visto el increíble potencial de recuperación en el cerebro autista de los adultos si se les proporciona el tiempo necesario para sanar, así como un esfuerzo consistente y constante para mantener el Protocolo Nemechek™.

Ya he mencionado a esta paciente varias veces, pero una explicación más detallada de sus continuos avances, todo lo que anteriormente se pensaba que era imposible de lograr, ha dado a Jean y a mí una gran esperanza para todos los demás niños autistas.

La vi por primera vez en 2015, una mujer autista no verbal de 23 años con el síndrome de Lennox-Gastaut. Éste es un tipo de epilepsia con convulsiones rígidas o de tipo gota.

Hubo complicaciones menores que requirieron que estuviera en la UCIN durante varios días después de su nacimiento. A la edad de diez meses, comenzó a tener espasmos infantiles.

Ella realmente nunca aprendió a hablar, excepto algunas palabras aquí y allá, y su madre dice que las cosas simplemente empeoraron después de los cuatro años. Era prácticamente incapaz de comunicarse.

Cuando la conocí, tenía entre seis y ocho ataques por día; a pesar de tomar varios medicamentos para detener las convulsiones. Debido a la frecuencia y severidad violenta de estas convulsiones, sus padres nunca podían dejarla sola en una habitación. Finalmente, se le diagnosticó con Síndrome de Lennox-Gastaut.

A la edad de 23 años, nunca había mirado a sus padres, no le gustaba que la sostuvieran, no podía colorear ni escribir, y se sentaba acurrucada en una silla casi todo el día.

Su discurso se limitó a decir ocasionalmente el nombre de Michael, quien sus padres creían, era un amigo imaginario.

Inicié mi protocolo de rifaximina durante 10 días, altas dosis de ácidos grasos omega-3, e hice que su madre comenzara a cocinar con aceite de oliva extra virgen de California.

En ocho semanas, sus ataques habían disminuido de seis a ocho por día, hasta una o dos convulsiones. La caída en sus ataques fue tan significativa que sus padres pudieron comenzar a dejarla sin compañía en una habitación durante cortos períodos de tiempo, no temiendo que pudiese tener un ataque la lastimara. Ahora se sentaba en una silla, y por primera vez dormía toda la noche.

Después de cuatro meses de tratamiento, comenzó a mirar a sus padres a los ojos, a tocar sus mejillas y labios como si los estuviera viendo por primera vez. Ella también quería ser abrazada y tocada.

En su visita regular de seis meses a la consulta, comenzó a sonreírme y sus ataques se redujeron a uno o dos por semana. Descubrimos que ahora podía escribir su nombre y su última inicial (aunque nunca le habían enseñado cómo escribir) y que era capaz de dibujar objetos que fueran reconocibles.

Después de ocho meses, empezó a hablar rudimentariamente español e inglés (vivía en un hogar de doble lenguaje); pero emocionalmente se comportaba como si tuviera tres años. Hacía berrinches en las tiendas de comestibles.

Este fue un período difícil para sus padres porque ella era una mujer adulta que agarraba artículos de las estanterías y luego yacía en el piso llorando por algún artículo que quería, pero que no podía tener.

Para superarlo, sus progenitores comenzaron a comprar esos productos, y luego, los devolvían.

En su visita al consultorio del décimo octavo mes, podía hablar muy claramente con uso oraciones completas y sus ataques habían disminuido de uno, a dos por mes (a pesar de la interrupción de dos de sus cuatro medicamentos anticonvulsivos).

Pasó gran parte de su día jugando a vestirse con ropa y zapatos, y su madre calculó su madurez emocional como la de un niño de cinco o seis años.

En su control médico al vigésimo séptimo mes, continuaba con su alta dosis de ácidos grasos omega-3 del aceite de pescado y su madre aún cocinaba con aceite de oliva.

Anticipo que ella puede tener recaídas de su sobrecrecimiento bacteriano intestinal en el futuro y planeo tratarla con rifaximina si eso ocurre.

12

LA ESPERANZA ESTÁ EN EL HORIZONTE

Mi paciente ejemplo es una mujer autista no verbal de 23 años de edad con síndrome de Lennox-Gastaut que nos enseña que independientemente de cuán severo sea el autismo, y sin importar cuán significativamente la demora en el desarrollo haya ralentizado la maduración cerebral, el potencial de mejora y recuperación sigue siendo posible.

El cerebro humano tiene una enorme capacidad de reparación y rejuvenecimiento. La microglía dentro del cerebro está demostrando ser capaz de reiniciar su tarea de reducción sináptica-neuronal, incluso, después de muchos años de estar en un estado de parálisis inflamatoria.

La reducción sustancial de las citocinas proinflamatorias en el cerebro es todo lo que se necesita para que el proceso normal de maduración y la reparación cerebral comiencen de nuevo.

También estamos empezando a comprender que una vez que la inflamación activa los genes humanos, en última instancia pueden cortarse nuevamente después de que el ambiente inflamatorio dentro del cuerpo se reduce significativamente.

Le di a esta mujer y a su familia, el mismo consejo que doy a todos mis pacientes. Hacer todo lo posible para no desesperarse, dar una oportunidad al Protocolo Nemechek™ y a mi enfoque general para reducir la inflamación metabólica; asimismo, adoptar una mentalidad de maratón porque la recuperación del cerebro requiere tiempo y esfuerzo.

Y debido a que el camino hacia la recuperación de todo lo relacionado con la medicina está a menudo cinco pasos adelante, y a veces uno o dos pasos atrás, comparamos el comportamiento de hoy de un niño con el comportamiento que tuvo meses o años atrás. Contrastar el hoy con el ayer solo servirá para poner a los padres en una montaña rusa emocional, y posiblemente podría llevarlos a tomar algunas decisiones incorrectas para sus hijos.

Las neuronas dentro del cerebro humano, así como el largo de su cabello, solo pueden crecer y cambiar rápidamente.

Cada mes, el cerebro de un niño puede recuperar dos o tres meses de desarrollo. Eso significa que por cada año calendario, un niño en recuperación puede recobrar de dos a tres años.

Creo que una vez que se ataca la inflamación, todo lo que se requiere para la recuperación continua es un buen régimen de supresión de inflamación sólida y paciencia.

Recuerde, las neuronas dentro del cerebro humano, como su cabello, crecen lentamente y, por lo tanto, la mejora de su hijo se producirá lenta pero constantemente.

APÉNDICE I - DISFUNCIÓN AUTOMÁTICA

LA ENFERMEDAD MODERNA ES LA DISFUNCIÓN DEL SISTEMA NERVIOSO AUTÓNOMO

Comprender si usted tiene disfunción del sistema nervioso autónomo, a menudo es la clave de muchos de sus misterios médicos.

La reversión de una amplia gama de síntomas, problemas y enfermedades crónicas mediante la reparación del daño celular, cerebral y del sistema nervioso, es un enfoque nuevo y de estructura completa para la medicina. Para arreglar el cuerpo, debemos arreglar el cerebro.

La enfermedad moderna usualmente comienza con cambios sutiles en la forma en que nuestro cerebro puede coordinar y regular nuestro cuerpo. Cuando nuestro sistema nervioso autónomo comienza a funcionar mal, tenemos dolores de cabeza, acidez estomacal, mareos, ansiedad, ritmos cardíacos anormales o problemas intestinales. Podemos ir al baño con más frecuencia, experimentar dolor crónico o fatiga crónica, o simplemente nos sentimos "mal".

Puede ser más difícil despertarse por la mañana, o puede no ser fácil para nosotros dormir o permanecer dormidos por la noche. Podemos inquietarnos, estar desconcentrados y sentirnos ansiosos.

La autonomía también controla muchas funciones pequeñas, como nuestra capacidad de responder a la luz solar brillante sin necesidad de gafas de sol, poder ver mientras se conduce por la noche, sudar y regular su temperatura.

Cuando la autonomía presenta mal funcionamiento puede hacernos sentir demasiada hambre y contribuye a la obesidad debido a la falsa necesidad de comer durante el día por lo que creemos que son síntomas de "bajo nivel de azúcar en la sangre". También puede producir un apetito anormal unas pocas horas después de ingerir una comida completa y las hormonas del estrés que contribuyen con la grasa abdominal.

La disfunción autonómica temprana en adultos incluye presión arterial alta, apnea del sueño o insomnio y problemas de flujo sanguíneo cerebral que los dejan con Desorden de Déficit de Atención (ADD), mareos, confusión mental, problemas de memoria y ansiedad.

Los adultos jóvenes y los niños de hoy, también están experimentando una gran cantidad de disfunción autonómica. Cada vez son más incapaces de recuperarse de las conmociones cerebrales, tienen problemas gastrointestinales y de digestión, y están desarrollando ADD/ desorden hiperactivo y déficit de atención (ADHD), autismo y ansiedad.

Conocer los signos y las etapas de la disfunción autonómica puede ayudarlo a llegar finalmente a la causa subyacente de sus problemas médicos y a proporcionar un marco para que recupere su salud.

Mejorar y revertir la disfunción autonómica es importante para las personas de todas las edades, porque cuando la autonomía funciona mal el tiempo suficiente, la inflamación metabólica resultante finalmente ayudará a activar la genética para la enfermedad.

Combinando mis treinta años de experiencia en medicina interna con el análisis del sistema nervioso autónomo y con una comprensión profunda de la función celular y la inflamación, he desarrollado métodos de tratamiento para prevenir, reducir o revertir el daño del sistema nervioso autónomo agudo y crónico.

¿QUÉ ES EL SISTEMA NERVIOSO AUTÓNOMO?

El sistema nervioso autónomo es la principal red de comunicaciones entre el cerebro y el corazón, los órganos, el tracto digestivo, los pulmones y también el sistema inmune y la regulación hormonal.

Cuando su autonomía funciona correctamente, son "automáticas" y usted ni siquiera sabe que existen. La autonomía abarca casi todo lo que sale mal cuando su cuerpo no está funcionando "automáticamente" perfecto, como debería.

Los nervios dentro de la autonómica son el mecanismo de control maestro del cerebro para el cuerpo. La autonómica no es una nueva área de la medicina, pero hasta hace poco la autonomía solo se exploraba en estudios de investigación y laboratorios, más fascinante de ver que practicar en la lucha contra enfermedades comunes o complejas.

Las ramas autónomas también eran demasiado complejas para ser probadas en entornos ambulatorios regulares, y los médicos no supieron cómo repararlas una vez que se rompieron. Pero ahora, los avances en la tecnología están haciendo que las pruebas autonómicas estén disponibles en consultorios médicos regulares como el mío, y he descubierto métodos de tratamiento para la mejora o reparación autónoma sin medicamentos a largo plazo.

La autonomía controla todos los órganos del cuerpo, como el corazón, la vejiga, el estómago, los intestinos y los riñones. Es la forma en la que el cerebro regula la presión arterial, el azúcar en la sangre, los ciclos del sueño, el sistema inmunitario y las hormonas.

La autonomía también controla muchas funciones más pequeñas, como cuando sus pupilas se dilatan, hipo y la adrenalina que produce pesadillas. Funciones corporales básicas en las que nadie piensa realmente hasta el momento en que comienzan a funcionar mal.

La autonomía también coordina nuestra emocionalidad y la intensidad con que reaccionamos ante los factores estresantes, y están vinculados al daño celular que crea ansiedad, depresión, trastorno de estrés postraumático y trastornos autónomos.

¿CÓMO FUNCIONA EL SISTEMA NERVIOSO AUTÓNOMO?

El sistema nervioso autónomo comunica y coordina el estado metabólico de las células en el cuerpo humano a través de dos ramas principales. Una, es el sistema nervioso simpático (simpático); y el otro, es el sistema nervioso parasimpático (parasimpático).

En términos simples, la rama simpática es responsable del gasto de energía ("luchar o huir") y la rama parasimpática es responsable de la conservación y restauración de la energía ("reposo y digestión").

La rama simpática controla la respuesta del cuerpo al estrés, el dolor y el frío. La rama parasimpática controla el estado de reposo del cuerpo después de una comida, en la noche, el tracto digestivo, el almacenamiento de nutrientes, la respuesta inmune y la curación.

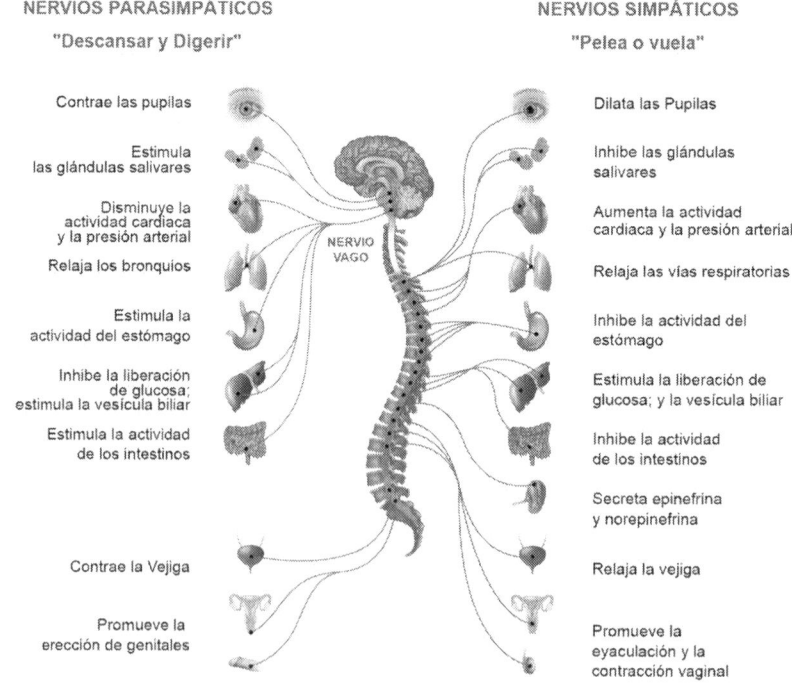

Si se interrumpen los comandos simpáticos, las personas pueden sentirse cansadas, ansiar la sal o el azúcar, experimentar hambre excesiva o sentirse ansiosas. Las personas pueden tener palpitaciones, hormigueo o entumecimiento en los brazos (manos o cara), visión nocturna alterada, venas varicosas, disfunción eréctil, rigidez de cuello y hombros, o dolores de cabeza severos ("migraña"). La disfunción simpática también puede crear ataques de adrenalina que alimentan el insomnio, las pesadillas, la agresión o la ira.

Si se interrumpen los comandos parasimpáticos, pueden afectar el tracto intestinal (acidez estomacal o estreñimiento), el sistema inmune (trastornos autoinmunes) o producir síndromes de dolor crónico (fibromialgia).

Estas personas pueden tener apnea del sueño, "piernas inquietas", náuseas matutinas, sudores nocturnos o bochornos, intolerancia a la luz debido a la dilatación de las pupilas, o sensación de aumento de potencia cuando deben descansar. La disfunción parasimpática puede dejarlos exhaustos por la mañana a pesar de dormir toda la noche.

Tanto las ramas simpáticas como las parasimpáticas alimentan el corazón y modulan sus ritmos naturales, así como la capacidad del músculo cardíaco para contraerse.

El daño o la interrupción de la función de cualquiera de estas ramas provoca una gran variedad de síntomas y muchas personas los experimentan de ambas de ambas ramas: de la rama simpática y de la parasimpática.

Estas dos ramas autónomas opuestas deberían trabajar juntas simultáneamente y en equilibrio, lo que se denomina equilibrio simpatovagal. Cuando estas dos ramas autónomas están en equilibrio, el cuerpo funciona automáticamente y no se presentan ninguno de los inconvenientes mencionados anteriormente. Sin un equilibrio adecuado, una rama puede retirarse o la otra elevarse. Cuando las ramas ya no funcionan de manera automática, una persona puede sentir síntomas que van desde leves (mareos o tener prisa cuando se levanta de una silla) hasta completamente debilitantes (caídas o desmayos).

El equilibrio simpatovagal entre las ramas simpática y parasimpática no solo es importante para sentirse mejor a corto plazo, sino que el equilibrio simpatovagal es necesario para una vida larga y saludable.

Mi objetivo como médico es mejorar y restablecer el funcionamiento autónomo porque es fundamental para la esperanza de vida. La función mejorada del sistema autónomo mejora la Variabilidad de la Frecuencia Cardíaca (VFC). Las personas con VFC elevada tienen un mayor riesgo de desarrollar fibrilación auricular o aleteo cardíaco. Asimismo, las personas con baja VFC tienen un mayor riesgo de disfunción orgánica y metabólica generalizada.

Cuando las ramas simpática y parasimpática no están en equilibrio simpático, y sin tratamiento, el desequilibrio dará lugar a una pérdida de la Variabilidad de la Frecuencia Cardíaca (VFC) que se asocia con un aumento de la mortalidad por todas las causas.

La disfunción autónoma también fomenta la inflamación metabólica sistémica que desencadena los cambios celulares y enciende la disposición de una persona a la enfermedad (cáncer, diabetes, hipertensión, etcétera).

¿CUALES SON ALGUNAS CAUSAS DE DISFUNCION AUTONOMICA?

El sistema nervioso autónomo puede lesionarse de varias maneras:

- Lesión en la cabeza (conmociones cerebrales)
- Trauma emocional (eventos emocionales intensos, conmociones emocionales)
- Lesión metabólica (medicamentos, quimioterapia o radiación, golpe de calor, intoxicación con alcohol)
- Lesión inflamatoria (infecciones, humo de tabaco, ingesta excesiva de ácidos grasos omega-6, vacunas, cirugía,

autoinmunidad, pruebas de alergia o inyecciones para la alergia)
- Sobre Crecimiento Bacteriano Intestinal (SIBO, disbiosis)
- El embarazo

¿CÓMO OCURRE LA RECUPERACIÓN DE LA DISFUNCIÓN AUTONÓMICA?

He descubierto que la mejora y recuperación de la disfunción autonómica es posible al inducir al sistema nervioso y a los órganos la capacidad de repararse a sí mismos normalizando los mecanismos de control de la inflamación, provocando la producción natural de células madre y reactivando los mecanismos restauradores innatos.

La recuperación de la disfunción autonómica es un objetivo realista y puede ocurrir, incluso, décadas después de que comenzaron las lesiones.

- Los síntomas disminuyen a medida que el cerebro se repara
- Los nutrientes básicos disminuyen la inflamación cerebral
- Se reanuda la producción de células madre
- Se activan los mecanismos naturales de reparación cerebral activados
- Es posible la recuperación de las velocidades de estimulación del nervio vago (adultos)
- Las funciones celulares se normalizan
- El daño a largo plazo es reversible

LAS CINCO ETAPAS DE LA DISFUNCIÓN AUTONÓMICA

La disfunción autónoma ocurre cuando los nervios que llevan información del cerebro al corazón, la vejiga, los intestinos, las glándulas sudoríparas, las pupilas y los vasos sanguíneos ya no funcionan correctamente.

Esta función inadecuada puede afectar diferentes sistemas de órganos en diferentes personas, por lo que los síntomas pueden variar mucho de un individuo a otro.

Esta función inadecuada también puede afectar a múltiples sistemas dentro de una misma persona al mismo tiempo, lo que explica una serie de problemas de salud que parecen muy diferentes y sin relación, pero que en realidad se originan en esta área del sistema nervioso.

Sus cronogramas de eventos y enfermedades comenzarán a tener sentido una vez que comprenda que la lesión y la inflamación autónomas causan una variedad de síntomas, y que desencadenan enfermedades como la diabetes, el cáncer, la insuficiencia cardíaca y el Alzheimer.

Mi programa de tratamiento, el Protocolo Nemechek ™ para Recuperación Autónoma, reúne estas piezas y trata la causa subyacente. El primer paso es el análisis espectral del sistema nervioso autónomo para determinar el tipo y la gravedad de su disfunción autonómica.

El análisis espectral nos permite detectar su rama simpática y patrones parasimpáticos de daño. Hay cinco etapas de disfunción autonómica que se manifiestan como diferentes fortalezas de la función simpática y parasimpática. Los resultados de su prueba son un biomarcador para la salud general de su cerebro y su capacidad para controlar correctamente su cuerpo.

ETAPAS 1 Y 2

Hay cinco etapas en la disfunción autonómica. La Etapa Uno y la Etapa Dos no tienen síntomas notables; sin embargo, estos cambios preclínicos en la función cerebral se detectan durante las pruebas autonómicas de análisis espectral.

La identificación de cambios sutiles en la función cerebral me da la oportunidad de trabajar con mis pacientes para revertir el daño y prevenir futuras complicaciones.

A medida que la disfunción autonómica avanza hacia la Etapa Tres, las personas se vuelven incapaces de compensar sus anormalidades autonómicas y su capacidad para manejar enfermedades y el estrés se deteriora.

ETAPA 3

En la Etapa 3 de la disfunción autonómica, las personas comienzan a experimentar síntomas que afectan su vida diaria, como ardor de estómago, dolores de cabeza, malestar intestinal, mareos, hambre o sed excesivos, ansiedad, disfunción sexual (mujeres y hombres) o sueño deficiente.

La progresión de la disfunción autonómica también conlleva a la incapacidad para controlar la presión arterial y las frecuencias cardíacas (fibrilación auricular o aleteo, palpitaciones, POTS), afecta el movimiento hacia adelante del tracto digestivo y la respiración adecuada (apnea del sueño).

Las personas experimentan problemas con su sistema inmune, con sus niveles hormonales y las funciones orgánicas; ya no se recuperan de enfermedades o lesiones y pueden sufrir de fatiga crónica o dolor crónico.

A medida que disminuye la función autónoma y aumenta la inflamación, sus síntomas también pueden ser de naturaleza mental o emocional.

Los individuos tienen más dificultades para recuperarse de un trauma y pueden sufrir ansiedad, ataques de pánico, depresión, depresión posparto y trastorno de estrés postraumático.

ETAPA 4

En la Etapa 4 de la disfunción autonómica, hay un mal funcionamiento de los sistemas múltiples del cuerpo y las personas se sienten cada vez peor. La presión arterial o los niveles de azúcar en la sangre se vuelven más difíciles de regular, aun con medicamentos, y se tienen respuestas pobres a otras terapias médicas.

A medida que su corazón, el sistema inmune y los sistemas hormonales funcionan mal, y cuando la depresión o la ansiedad aumentan, las personas se somenten a una variedad de especialidades médicas en busca de respuestas y diagnósticos para explicar la avalancha provocada por la disfunción cerebral y corporal.

El empeoramiento de los patrones autónomos de debilidad simpática y/o parasimpática en reposo, también llamada baja variabilidad del ritmo cardíaco (VFC baja) o disfunción autónoma avanzada, interrumpe su calidad de vida diaria.

La baja variabilidad del ritmo cardíaco (HRV) los coloca en un mayor riesgo de muerte debido a todas las causas mencionadas, porque su cuerpo no puede responder a enfermedades como la neumonía, el cáncer y las infecciones.

ETAPA 5

En la Etapa 4 de la disfunción autonómica, hay un mal funcionamiento de los sistemas múltiples del cuerpo y las personas se sienten cada vez peor. La presión arterial o los niveles de azúcar en la sangre se vuelven más difíciles de regular, aun con medicamentos, y se tienen respuestas pobres a otras terapias médicas.

A medida que su corazón, el sistema inmune y los sistemas hormonales funcionan mal, y cuando la depresión o la ansiedad aumentan, las personas se somenten a una variedad de especialidades médicas en busca de respuestas y diagnósticos para explicar la avalancha provocada por la disfunción cerebral y corporal.

El empeoramiento de los patrones autónomos de debilidad simpática y/o parasimpática en reposo, también llamada baja variabilidad del ritmo cardíaco (VFC baja) o disfunción autónoma avanzada, interrumpe su calidad de vida diaria.

La baja variabilidad del ritmo cardíaco (HRV) los coloca en un mayor riesgo de muerte debido a todas las causas mencionadas, porque su cuerpo no puede responder a enfermedades como la neumonía, el cáncer y las infecciones.

∽

Karla y sus dolores de cabeza

Karla es una mujer de 42 años que sufría dolores de cabeza que ocurrían casi a diario, pero una o dos veces por semana, se volvían tan severos que eran incapacitantes. Los dolores de cabeza parecían comenzar poco después de despertarse y empeoraban durante el día. Sentarse quieta mientras viajaba en un automóvil o en un avión, parecía empeorarlos.

Antes de la menstruación, los dolores de cabeza casi siempre aumentaban en intensidad y a menudo se acompañaban de ansiedad, fatiga, confusión mental, opresión en el cuello y los hombros y, en ocasiones, entumecimiento de las manos.

Ella siempre había tenido dolores de cabeza ocasionales leves, pero aumentaron en intensidad después de que le extirparan la vesícula biliar. Desde entonces, sus dolores de cabeza se volvieron mucho más frecuentes y severos, y curiosamente, ahora tenía problemas con la acidez estomacal ocasionada por los plátanos y el café.

Las pruebas autonómicas de Karla revelaron una grave disfunción simpática subyacente que hace que sea difícil para el cuerpo bombear suficiente sangre hacia la región de la cabeza y el cuello cuando alguien está en posición vertical. El dolor de Karla en el cuello y el cuero cabelludo se conoce como "dolor de percha", y se debe a un suministro inadecuado de oxígeno hacia a los músculos respectivos.

Baja presión de la sangre en la cabeza y el cuello también puede causar fatiga, falta de cognición (es decir, la niebla del cerebro, ADD, ADHD), ansiedad, entumecimiento de las manos, cara o cuello (es decir, isquemia neuronal), comportamientos inquietos (dedo del pie roscado, sentado de piernas cruzadas o con una pierna doblada debajo, cambio frecuente de la posición del cuerpo mientras está sentado y los síntomas denominados "bajo nivel de azúcar en la sangre".

Estos síntomas a menudo comienzan después de levantarse de la cama y empeoran durante el día. Sentarse o quedarse quieto, sobrecalentarse, disminuciones en los niveles de progesterona (pre menstruación o menopausia) e infecciones virales leves pueden exacerbar la presión arterial baja y los síntomas.

Los dolores de cabeza leves previos de Karla, empeoraron después de su cirugía de vesícula biliar porque el estrés de la cirugía causó una lesión inflamatoria en su sistema nervioso autónomo y desencadenó un sobrecrecimiento bacteriano del intestino delgado que provocó los problemas intestinales.

Karla había visto a varios proveedores de servicios de salud, pero parece que sus pruebas siempre salieron normales y se fue con algunas recetas que solo tenían la intención de ocultar sus síntomas. Estaba frustrada porque nadie parecía estar tratando de encontrar y solucionar el origen de sus problemas.

A los dos meses de comenzar el Protocolo Nemechek™ para Recuperación Autónoma, los dolores de cabeza de Karla habían disminuido drásticamente en frecuencia e intensidad, al igual que la mayoría de sus otros síntomas. Los problemas intestinales se resolvieron casi por completo dentro de las primeras dos semanas de tratamiento.

Después de seis meses, la prueba autonómica de Karla había vuelto a la normalidad, no había tenido dolor de cabeza en los últimos tres meses y solo necesita tomar un régimen simple y económico de suplementos que puede comprar en una variedad de tiendas en línea.

Su ansiedad, fatiga, niebla mental, opresión en el cuello y los hombros, así como el entumecimiento de las manos, también se han resuelto.

APÉNDICE II - LESIÓN CEREBRAL ACUMULATIVA

ENTENDIENDO LESIÓN CEREBRAL ACUMULATIVA

Como se discutió previamente en este libro, M0-microglía es responsable de monitorear la salud de las neuronas dentro del cerebro.

Si una neurona se daña por un trauma como una conmoción cerebral, la M0-microglía se transforma en el tejido antiinflamatorio que repara la M2-microglía.

La M2-microglía, luego se dedicará a reparar las neuronas lesionadas durante las próximas semanas o meses. Una vez reparadas, la M2-microglía luego se transforma de nuevo en su estado de reposo natural como M0-microglía, y espera para comenzar el proceso una vez más cuando ocurre la siguiente lesión.

Durante su vida, su cerebro experimenta lesiones comunes de lesiones cerebrales leves de conmoción (deportes, accidentes automovilísticos, caídas), traumas emocionales intensos (divorcio, estrés financiero, intimidación, abuso sexual, miedo) y estrés inflamatorio (vacunas, cirugía abdominal, fracturas, infecciones).

Cada una de estas lesiones puede provocar daños celulares que finalmente se reparan mediante el proceso de reparación de microglías M0 a M2.

Desafortunadamente, el LPS que se filtra a través del intestino y encuentra su camino hacia el cerebro cambia permanentemente este proceso de reparación finamente sintonizado.

Después de ingresar al sistema nervioso central, el LPS causa que una gran cantidad de microglía M0 sufra una transformación anormal y permanente en la microglía M1 proinflamatoria.

El cambio de M0-microglía de vigilancia a M1-microglía inflamatoria que provoca daños, se denomina "estimulada" dentro de la literatura científica.

Los M1-microglía estimuladas son únicos en el sentido de que son inmortales, nunca mueren, y comienzan a producir cantidades excesivas de citoquinas inflamatorias que crean un entorno no saludable para la reparación del cerebro y la función de las neuronas.

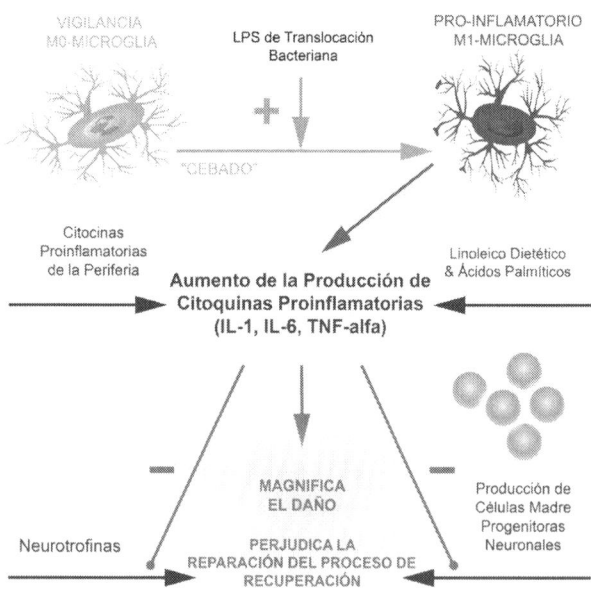

Citoquinas proinflamatorias excesivas en el cerebro

Con cada lesión posterior, se producen más y más M1-microglía y aumentan las citoquinas inflamatorias.

La combinación resulta en la ampliación del daño neuronal de cada trauma cerebral. También impide que las células madre reparen por completo ese deterioro que provoca daño cerebral crónico debido a lesiones que de otra manera hubieran sido totalmente reparables en un cerebro saludable y no inflamatorio.

En lugar de una lesión y una recuperación completa, comienza un proceso de daño exagerado y recuperación incompleta. Cada lesión cerebral deja un pequeño defecto cerebral residual, que se basa en cada lesión posterior a lo largo de su vida.

Más daño y menos recuperación, resultan en un proceso llamado Lesión Cerebral Acumulativa (LCA).

La creciente epidemia de síntomas crónicos debida al daño por conmoción cerebral no resuelto (conocido como síndrome posconmocional) es el resultado directo de un cerebro inflamado que no puede repararse de una lesión.

Las personas con síndrome post-conmoción cerebral a menudo mostraron evidencia de disfunción cerebral antes del desencadenamiento de una lesión cerebral traumática.

En otras palabras, el deportista ya sufría una lesión cerebral acumulativa pero solo experimentaba síntomas leves que no eran suficientes para afectar su rendimiento atlético.

Finalmente, solo se necesita una lesión adicional para impulsar el daño acumulado del atleta más allá de su capacidad para compensar, y ahora se les dan diagnósticos como disautonomía, síndrome post-conmoción cerebral, trastorno de atención (ADD/ ADHD) o migrañas.

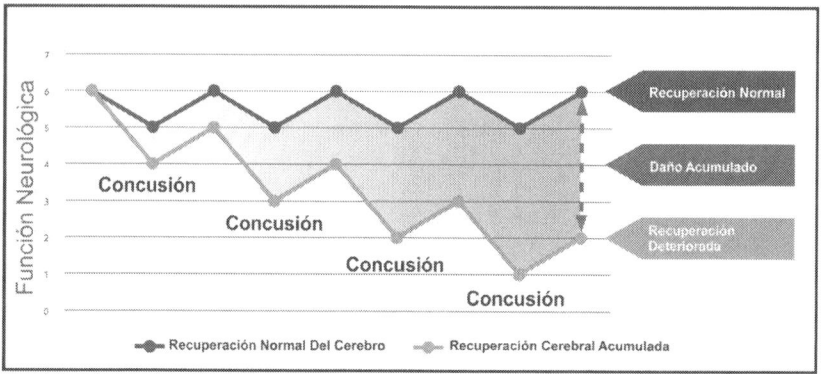

Para la lesión cerebral acumulativa no adquirida atléticamente, la disfunción neurológica puede manifestarse en una amplia gama de afecciones médicas comunes como latigazo cervical, acidez estomacal o reflujo, síndrome del intestino irritable (SII), trastorno de ansiedad generalizada, depresión crónica, fatiga crónica, Síndrome de Taquicardia Ortostática Postural (POTS), Síndrome PreMenstrual (PMS) o la menopausia.

LAS CITOCINAS INFLAMATORIAS CONTRIBUYEN A LESIONES CEREBRALES ACUMULATIVAS

Además de la microglía preparada, las citoquinas proinflamatorias se producen crónicamente en todo el cuerpo a partir de una amplia gama de fuentes que se suma al problema.

Las citoquinas son sustancias químicas liberadas de los glóbulos blancos que cambian el funcionamiento de otras células. Las citocinas que aumentan la inflamación, se producen como resultado del consumo excesivo de ácido linoleico en la dieta (un ácido graso omega-6 que se encuentra en muchos aceites vegetales), una ingesta deficiente de ácidos grasos omega-3 antiinflamatorios (que se encuentran en el aceite de pescado, lino, nueces, caza silvestre y peces), ingesta dietética excesiva de AGEs (productos finales de glicación avanzada), reservas anormales de grasa intra-abdominal, exposición al tabaco y el consumo excesivo de carbohidratos, grasas saturadas y calorías en general.

El daño a la rama parasimpática del sistema nervioso autónomo también causa una gran cantidad de producción excesiva de citoquinas inflamatorias, al igual que la mayoría de los trastornos autoinmunes, cirugías, fracturas significativas y tratamientos para el cáncer.

Las citoquinas inflamatorias son producidas por:

- Ácido linoleico dietético excesivo (omega-6)
- Deficiencia en la ingesta de ácidos grasos omega-3
- Ingestión de AGEs (productos finales de glicación avanzada)
- Tiendas anormales de grasa intra-abdominal
- El consumo de tabaco
- Exposición al tabaco de segunda mano
- Consumo excesivo de carbohidratos
- Consumo excesivo de grasas saturadas
- Consumo excesivo de calorías

Estas fuentes adicionales de inflamación solo sirven para empeorar la capacidad del cerebro para repararse a sí mismo y para mantener un funcionamiento físico y emocional normal.

Si las citocinas proinflamatorias alcanzan niveles lo suficientemente altos, pueden dar como resultado el mismo proceso acumulativo de lesión cerebral que la microglía estimulada por LPS.

Cada vez hay más pruebas de que las repetidas lesiones en la cabeza (fútbol profesional, hockey y fútbol), los desequilibrios significativos de la ingesta dietética de ácidos grasos omega-3 y omega-6 y la exposición a los vapores del diesel pueden iniciar el efecto de estimulación permanente de la microglía de igual manera.

Pero ¿cómo el desequilibrio intestinal, el aumento de los niveles de citoquinas inflamatorias y la microglía estimulada afectan a una persona común sin una historia significativa de golpes repetitivos en la cabeza?

UNA EPIDEMIA DE CONTUSIONES NO RESUELTAS

La Lesión Cerebral Acumulada (LCA) es un proceso casi invisible, porque el tipo de lesión que causa el daño permanente (trauma leve en la cabeza en un patio de recreo, la muerte de un ser querido o vacunas comunes) históricamente se ha considerado inofensivo a largo plazo.

Pasas por la vida experimentando estos eventos pensando que, aunque desagradable y difícil, te recuperarás por completo y seguirás adelante. Pero a medida que transcurre el tiempo, puedes comenzar a observar que estás desarrollando algunos problemas físicos, emocionales o médicos que no tenías antes de la lesión o el evento traumático.

Incluso, puedes comenzar a sentirte un poco más ansioso, notar que tus dolores de cabeza son más frecuentes o que ahora experimentas mareos. Puede notar que tu sistema digestivo y la respuesta a los alimentos están cambiando. Comer puede parecer que causa más y más acidez estomacal, o ahora el estreñimiento te hace sentir incómodo.

Y, por último, te dicen que tu presión arterial y los niveles de azúcar en la sangre están aumentando, y te colocan una variedad de medicamentos para controlar estas afecciones, así como algunos de sus otros síntomas.

¿Te preguntas dónde y por qué sucedió esto? Parte de la razón por la cual tu salud está cambiando se debe a la lesión cerebral acumulativa que estás experimentando por traumatismo cerebral traumático y no traumático.

¿Te preguntarás cómo "atrapé" estos problemas médicos? Parecen surgir de la nada sin ninguna razón explicable, pero la verdad es que se originan en el desequilibrio bacteriano de tu tracto intestinal junto con otros factores ambientales que se suman a la inflamación química del desarrollo en tu cuerpo.

Y debido a esta última, cada nuevo trauma cerebral, físico,

emocional e inflamatorio ahora resulta en una cantidad creciente de disfunción crónica y daño al sistema nervioso autónomo y a otras áreas del cerebro.

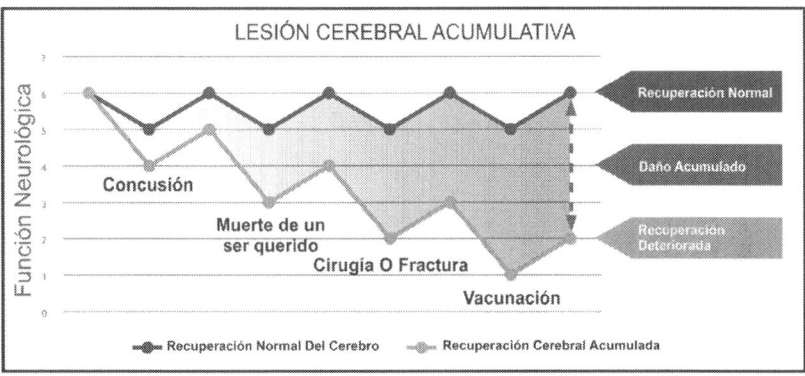

Has visto cómo tus padres y abuelos han lidiado sin temor con este tipo de eventos porque su experiencia de vida les enseñó como tal. Pero las cosas son muy diferentes de hace cincuenta años.

Somos diferentes. Cada vez más de nosotros estamos sufriendo de desequilibrio bacteriano y crecimiento excesivo, y estamos siendo mental y físicamente afectados por un número creciente de fuentes de inflamación de nuestro medio ambiente.

Eric, la Guerra del Golfo y el PTSD

Eric es un hombre de 39 años que se había desempeñado como sargento de la Corporación de Marina de los EE. UU. Durante la Guerra de Iraq, estuvo involucrado en una acción militar muy peligrosa. Había sido físicamente herido dos veces cuando los vehículos en los que viajaba fueron arrojados al aire después de ser golpeados por explosivos colocados en la carretera.

Ambos eventos provocaron dolores de cabeza y un sentido alterado del equilibrio durante algunas semanas; pero finalmente, parecieron resolverse. No obstante, lo que pareció afectarlo más fue un evento terrible cuando un proyectil de mortero enemigo había aterrizado a cuatro o cinco pies de distancia de él, pero no pudo descargarse por completo.

Eric percibió lo que describió como "el ruido más fuerte que haya escuchado". Cuando vio el proyectil de mortero clavado en el suelo junto a él, se dio cuenta de que oyó explotar la carga detonante, pero el poderoso y mortal explosivo dentro del mortero no había podido encenderse.

Si lo hubiera hecho, entendió muy claramente que habría muerto.

Pocos minutos después de esta llamada, Eric dijo que sentía como si un martillo emocional le golpeara en la cabeza. Durante unas semanas estuvo emocionalmente insensible, y este entumecimiento se convirtió en una depresión severa.

Comenzó a tener estallidos violentos e incontrolables donde necesitaba destruir algo físico.

Él aplastaría una silla, una lámpara, una ventana, cualquier cosa que estuviera a mano. Regresó a casa, pero la depresión y los arrebatos destructivos continuaron.

Pasaba de un trabajo a otro; en repetidas ocasiones despedido no por su desempeño laboral, sino porque sus arrebatos destructivos eran incompatibles con la mayoría de los entornos de trabajo.

También sufría de ansiedad crónica, acidez estomacal y mareos frecuentes al levantarse de la cama o ponerse de pie.

Eric fue evaluado exhaustivamente por VA y médicos de atención primaria de la comunidad, neurólogos y psiquiatras. Fue diagnosticado repetidamente con Trastorno de Estrés PosTraumático (TEPT) y ansiedad generalizada, y se le recetaron medicamentos.

Los fármacos lo adormecieron tanto, emocional y cognitivamente, que dejó de tomarlos; excepto el medicamento para ayudarlo a dormir.

Después de su primera visita, se entusiasmó al saber que una nueva investigación está demostrando que el TEPT es el resultado del daño celular subyacente a las áreas del cerebro llamadas hipocampo y la amígdala.

Se sabe que el hipocampo y la amígdala controlan las emociones, la ansiedad y el miedo.

Expliqué que era una incapacidad del cerebro para reparar el daño a estas áreas que conduce a la naturaleza crónica del TEPT y a la ansiedad de Eric, y que su aturdimiento fue muy probablemente el resultado de un daño crónico a su sistema nervioso autónomo por las conmociones cerebrales que sufrió cuando las explosiones dieron vuelta a sus vehículos boca abajo.

Expliqué que los militares han publicado algunos estudios que demuestran la asociación entre la inflamación y el TEPT, así como el daño autónomo crónico.

El análisis espectral del sistema nervioso autónomo de Eric reveló que tenía baja Variabilidad de la Frecuencia Cardíaca (VFC) y daño de la rama simpática responsable de su aturdimiento y algo de su ansiedad.

La baja VFC es el resultado del mismo proceso inflamatorio en el cerebro que contribuye al TEPT crónico y a la depresión crónica.

Eric también demostró un patrón autónomo llamado Síndrome Paradójico Parasimpático que se asocia comúnmente con la apnea central del sueño, el síndrome de piernas inquietas, el insomnio y la narcolepsia.

Eric comenzó con el Protocolo Nemechek™ para una Recuperación Autónoma, y en dos meses su aturdimiento se resolvió y se sorprendió al sentir que su humor era "más ligero".

Quería jugar más con sus dos hijos pequeños, y descubrió que ya no se estaba aislando de sus compañeros de trabajo.

Para el sexto mes, dijo que no había tenido un estallido de ira en los últimos dos meses (estado haciendo un promedio de uno o dos brotes cada semana), pudo suspender el medicamento para dormir porque su insomnio había desaparecido, y se asombró de sentir una sensación de felicidad, por primera vez, desde que fue enviado a luchar en la Guerra de Iraq.

Eric permanece en el Protocolo Nemechek™ que reduce fuertemente la inflamación del cerebro y normaliza la función de la microglía equilibrando los ácidos grasos omega, manteniendo un equilibrio saludable de bacterias intestinales y la estimulación bioeléctrica del nervio vago diariamente.

APÉNDICE III - PRUEBA DE CEREBRO AUTÓNOMA

TOMAR EL EXAMEN CEREBRAL AUTONOMO

Los estudios indican que el 80% de las enfermedades crónicas son causadas por la disfunción del sistema nervioso autónomo. La disfunción autonómica afecta la función normal de todos los órganos (riñones, hígado, corazón, circulación, intestinos y vejiga), el sistema inmunitario, la producción de hormonas y su equilibrio emocional.

Muchos síntomas comunes pero perturbadores son un signo de un problema mayor: la disfunción autonómica. Muchas afecciones médicas como la diabetes, presión arterial alta, gota, apnea del sueño, dolores de cabeza crónicos o migrañas, fatiga crónica, problemas del ritmo cardíaco, quemaduras cardíacas y estreñimiento crónico, tienen una disfunción autonómica como mecanismo central en su desarrollo.

Afortunadamente, existe una prueba simple e indolora que mide con precisión la salud de su sistema nervioso autónomo. Si se detectan anormalidades, se han desarrollado nuevas técnicas para ayudar al sistema nervioso autónomo a recuperarse.

La recuperación y la normalización de la función autonómica a menudo conduce a una mejora notable, e incluso, a la reversión completa de las condiciones médicas enumeradas anteriormente.

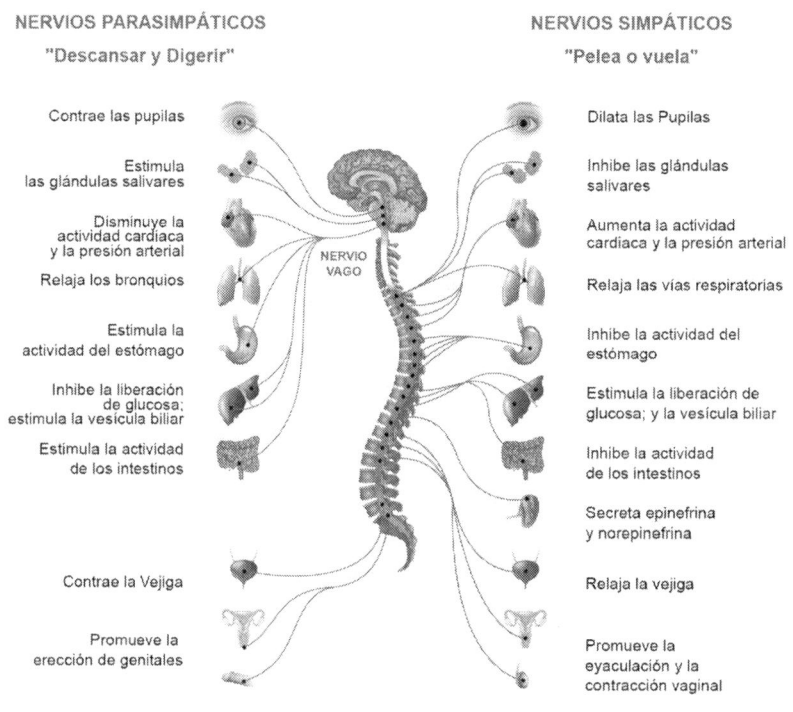

The Autonomic Nervous System

El sistema nervioso autónomo

Si sus síntomas duran más de tres meses, es posible que desarrolle daño autónomo crónico por una lesión cerebral acumulativa.

Si has marcado más de tres cajas, es posible que tenga una disfunción autonómica.

Marque las casillas que se aplican a usted.

___ Ocasionalmente tengo náuseas en la mañana.

___ A vesces estoy mareado o aturdido.

___ Con frecuencia me siento ansioso.
___ Tengo problemas con la memoria o la concentración.
___ Me siento inusualmente cansado durante el día.
___ En ocasiones tengo "niebla mental".
___ Tengo problemas para despertarme en la mañana.
___ Tengo frecuentes dolores de cabeza o migrañas.
___ Siento opresión en los músculos de mi cuello o hombros.
___ Tengo sed o hambre durante el día.
___ Mis manos, cara o cuello se entumecen periódicamente.
___ Me encuentro ansiando sal o azúcar.
___ Me da sueño después de una comida.
___ Orino con frecuencia.
___ Tengo ardor de estómago o reflujo.
___ Experimento "SPM" antes de la menstruación.
___ Tengo problemas para dormir.
___ Tengo dificultad para obtener una erección.
___ Tengo problemas para ver con luz tenue o clara.
___ Me desmayé.
___ Me siento débil cuando tengo calor.
___ Tengo palpitaciones del corazón o un ritmo anormal.
___ Me siento excesivamente caliente o frío.
___ Mis exámenes de laboratorios están bien, pero me siento "apagado".

MARCAR TRES O MÁS SINTOMAS PUEDE SIGNIFICAR QUE TIENE DISFUNCIÓN AUTONÓMA

Los investigadores han estudiado el sistema nervioso autónomo durante décadas, pero la medicina clínica autonómica, que significa usarla en un entorno de atención primaria, es nueva. El controlar los síntomas comunes de la disfunción autónoma puede ayudarlo a darse cuenta de que los diversos síntomas representados en esas cajas realmente comparten causas comunes dentro del sistema nervioso.

La prueba autonómica mediante análisis espectral es una prueba rápida e indolora de 17 minutos y proporciona información crítica sobre por qué no se siente bien, y éste es el primer paso para comprender cómo volver a sentirse saludable.

Como se describe en el Apéndice 1, la disfunción autónoma puede ser causada por medicamentos utilizados en anestesia general, un desequilibrio de bacterias intestinales, embarazo, conmociones cerebrales leves a severas, eventos emocionalmente traumáticos, un desequilibrio en la ingesta de ácidos grasos omega-6 y omega-3 en la dieta y alimentos procesados.

APÉNDICE IV - REFERENCIAS CIENTÍFICAS

Hemos proporcionado una muestra de los numerosos artículos de investigación que han ayudado a nutrir el desarrollo del Protocolo Nemechek™.

Disfunción Autonómica:

- Bjørklund G. Cerebral hypoperfusion in autism spectrum disorder. Acta Neurobiol Expo (Wars). 2018;78(1):21-29. https://www.ncbi.nlm.nih.gov/pubmed/29694338
- Goodman B. Autonomic Dysfunction in Autism Spectrum Disorders (ASD). *Neurology* April 5, 2016 vol. 86 no. 16 Supplement P5.117. http://www.neurology.org/content/86/16_Supplement/P5.117
- Anderson CJ et al. Pupil and Salivary Indicators of Autonomic Dysfunction in Autism Spectrum Disorder. *Developmental psychobiology*. 2013;55(5):10.1002/dev.21051. https://www.ncbi.nlm.nih.gov/pmc/articles/PMC3832142/

- Goodman B et al. Autonomic Nervous System Dysfunction in Concussion. *Neurology* February 12, 2013 vol. 80 no. 7 Supplement P01.265. http://www.neurology.org/content/80/7_Supplement/P01.265
- La Fountaine MF. et al. Autonomic Nervous System Responses to Concussion: Arterial Pulse Contour Analysis. *Frontiers in Neurology* 7 (2016): 13. https://www.ncbi.nlm.nih.gov/pmc/articles/PMC4756114/
- Amhed K. Assessment of Autonomic Function in Children with Autism and Normal Children Using Spectral Analysis and Posture Entrainment: A Pilot Study. *J of Neurology and Neuroscience*. 2015. Vol. 6 No. 3:37. http://www.jneuro.com/neurology-neuroscience/assessment-of-autonomic-function-in-children-with-autism-and-normal-children-using-spectral-analysis-and-posture-entrainment-a-pilot-study.pdf

Sobrecrecimiento bacteriano:

- Adams JB et al. Gastrointestinal flora and gastrointestinal status in children with autism -- comparisons to typical children and correlation with autism severity. *BMC Gastroenterology*. 2011. https://www.ncbi.nlm.nih.gov/pubmed/21410934
- Wang L. Hydrogen breath test to detect small intestinal bacterial overgrowth: a prevalence case control study in autism. *Eur Child Adolesc Psychiatry*. 2017 Aug 10. https://www.ncbi.nlm.nih.gov/pubmed/28799094
- Hsiao EY et al. The microbiota modulates gut physiology and behavioral abnormalities associated with autism. *Cell*. 2013;155(7):1451-1463. https://www.ncbi.nlm.nih.gov/pmc/articles/PMC3897394/

- Cryan JF et al. Mind-altering microorganisms: the impact of the gut microbiota on brain and behaviour. *Nat Rev Neurosci.* 2012 Oct;13(10):701-12.
  https://www.ncbi.nlm.nih.gov/pubmed/22968153

Lesión cerebral acumulativa:

- Cunningham C. Microglia and neurodegeneration: the role of systemic inflammation. *J Neurosci.* 2013 Mar 6;33(10):4216-33.
  https://www.ncbi.nlm.nih.gov/pubmed/22674585
- Wager-Smith, Karen, and Athina Markou. Depression: A Repair Response to Stress-Induced Neuronal Microdamage That Can Grade into a Chronic Neuroinflammatory Condition?*Neuroscience and biobehavioral reviews* 35.3 (2011): 742–764.
  https://www.ncbi.nlm.nih.gov/pubmed/20883718

Histamina:

- Visciano P et al. Biogenic Amines in Raw and Processed Seafood. *Frontiers in Microbiology.* 2012;3:188.
  https://www.ncbi.nlm.nih.gov/pmc/articles/PMC3366335/
- Feng c et al. Histamine (Scombroid) Fish Poisoning: a Comprehensive Review. *Clin Rev Allergy Immunol.* 2016 Feb;50(1):64-9.
  https://www.ncbi.nlm.nih.gov/pubmed/25876709
- Jin X et al. Increased intestinal permeability in pathogenesis and progress of nonalcoholic steatohepatitis in rats. *World Journal of Gastroenterology: WJG.* 2007;13(11):1732-1736.
  https://www.ncbi.nlm.nih.gov/pubmed/17461479
- Guo Y et al. Functional changes of intestinal mucosal

barrier in surgically critical patients. *World Journal of Emergency Medicine*. 2010;1(3):205-208.
https://www.ncbi.nlm.nih.gov/pmc/articles/PMC4129678/

Inulina:

- Kellow NJ et al. Effect of dietary prebiotic supplementation on advanced glycation, insulin resistance and inflammatory biomarkers in adults with pre-diabetes: a study protocol for a double-blind placebo-controlled randomized crossover clinical trial. *BMC Endocrine Disorders*. 2014;14:55.
https://www.ncbi.nlm.nih.gov/pubmed/25011647
- Hopkins MJ, Macfarlane GT. Nondigestible Oligosaccharides Enhance Bacterial Colonization Resistance against *Clostridium difficile* In Vitro. *Applied and Environmental Microbiology*. 2003;69(4):1920-1927.
https://www.ncbi.nlm.nih.gov/pmc/articles/PMC154806/
- Collins S, Reid G. Distant Site Effects of Ingested Prebiotics. *Nutrients*. 2016;8(9):523.
https://www.ncbi.nlm.nih.gov/pmc/articles/PMC5037510/
- Slavin J. Significance of Inulin Fructans in the Human Diet. *Compre Rev in Food Science and Food Safety*. 2015 14;1: 37–47. http://onlinelibrary.wiley.com/doi/10.1111/1541-4337.12119/abstract

Microglia y Neuro inflamación:

- Petrelli F, Pucci L, Bezzi P. Astrocytes and Microglia and Their Potential Link with Autism Spectrum Disorders. *Frontiers in Cellular Neuroscience*. 2016;10:21.
https://www.ncbi.nlm.nih.gov/pmc/articles/PMC4751265/

- Norden, DM et al. Microglial Priming and Enhanced Reactivity to Secondary Insult in Aging, and Traumatic CNS Injury, and Neurodegenerative Disease. *Neuropharmacology* 96.0 0 (2015): 29–41. https://www.ncbi.nlm.nih.gov/pmc/articles/PMC4430467/
- Calabrese, F et al. Brain-Derived Neurotrophic Factor: A Bridge between Inflammation and Neuroplasticity. *Frontiers in Cellular Neuroscience* 8 (2014): 430. https://www.ncbi.nlm.nih.gov/pmc/articles/PMC4273623/
- Cunningham, Colm. Systemic Inflammation and Delirium – Important Co-Factors in the Progression of Dementia. *Biochemical Society Transactions* 39.4 (2011): 945–953. https://www.ncbi.nlm.nih.gov/pubmed/21787328
- Paolicelli RC et al. Synaptic pruning by microglia is necessary for normal brain development. *Science* 2011 Sep 9;333(6048):1456-8. https://www.ncbi.nlm.nih.gov/pubmed/21778362

Ácidos grasos Omega:

- Madsen L, Kristiansen K. Of mice and men: Factors abrogating the anti-obesity effect of omega-3 fatty acids. *Adipocyte*. 2012;1(3):173-176. https://www.ncbi.nlm.nih.gov/pmc/articles/PMC3609096/
- El-Ansary AK et al. On the protective effect of omega-3 against propionic acid-induced neurotoxicity in rat pups. *Lipids in Health and Disease*. 2011;10:142. https://www.ncbi.nlm.nih.gov/pmc/articles/PMC3170231/
- Chang, P et al. Docosahexaenoic Acid (DHA): A Modulator of Microglia Activity and Dendritic Spine Morphology. *Journal of Neuroinflammation* 12 (2015): 34. https://www.ncbi.nlm.nih.gov/pmc/articles/PMC4344754/

- Patterson E et al. Health Implications of High Dietary Omega-6 Polyunsaturated Fatty Acids. *Journal of Nutrition and Metabolism*. 2012;2012:539426.
  https://www.ncbi.nlm.nih.gov/pubmed/22570770
- Harvey, LD. et al. Administration of DHA Reduces Endoplasmic Reticulum Stress-Associated Inflammation and Alters Microglial or Macrophage Activation in Traumatic Brain Injury. *ASN Neuro* 7.6 (2015): 1759091415618969.
  https://www.ncbi.nlm.nih.gov/pmc/articles/PMC4710127/
- Liu, JJ. et al. Pathways of Polyunsaturated Fatty Acid Utilization: Implications for Brain Function in Neuropsychiatric Health and Disease. *Brain research* 0 (2015): 220–246.
  https://www.ncbi.nlm.nih.gov/pmc/articles/PMC4339314/
- Titos E et al. Resolvin D1 and its precursor docosahexaenoic acid promote resolution of adipose tissue inflammation by eliciting macrophage polarization toward an M2-like phenotype. *J Immun*. 2011 Nov 15;187(10):5408-18.
  https://www.ncbi.nlm.nih.gov/pubmed/22013115
- Chen S et al. n-3 PUFA supplementation benefits microglial responses to myelin pathology. *Scientific Reports*. 2014;4:7458.
  https://www.ncbi.nlm.nih.gov/pubmed/25500548
- Minkyung K et al. Impact of 8-week linoleic acid intake in soy oil on Lp-PLA2 activity in healthy adults. *Nutr & Metab*. 2017. 14:32.
  https://www.ncbi.nlm.nih.gov/pmc/articles/PMC5422895/
- Christian LM et al. Body weight affects ω-3 polyunsaturated fatty acid (PUFA) accumulation in youth following supplementation in post-hoc analyses of a randomized controlled trial. *PLoS ONE*. 2017;12(4):e0173087.
  https://www.ncbi.nlm.nih.gov/pmc/articles/PMC5381773/

- Igarashi M et al. Dietary N-6 Polyunsaturated Fatty Acid Deprivations Increases Docosahexaenoic Acid (DHA) in Rat Brain. *Journal of Neurochemistry.* 2012;120(6):985-997.
  https://www.ncbi.nlm.nih.gov/pmc/articles/PMC3296886/
- Grundy T et al. Long-term omega-3 supplementation modulates behavior, hippocampal fatty acid concentration, neuronal progenitor proliferation and central TNF-α expression in 7 month old unchallenged mice. *Frontiers in Cellular Neuroscience.* 2014;8:399.
  https://www.ncbi.nlm.nih.gov/pmc/articles/PMC4240169/

Prevención:

- Chu DM et al. Maturation of the Infant Microbiome Community Structure and Function Across Multiple Body Sites and in Relation to Mode of Delivery. *Nature medicine.* 2017;23(3):314-326.
  https://www.ncbi.nlm.nih.gov/pubmed/28112736
- Arslanoglu S et al. Early supplementation of prebiotic oligosaccharides protects formula-fed infants against infections during the first 6 months of life. *J Nutr.* 2007 Nov;137(11):2420-4.
  https://www.ncbi.nlm.nih.gov/pubmed/17951479
- Helland IB et al. Maternal supplementation with very-long-chain n-3 fatty acids during pregnancy and lactation augments children's IQ at 4 years of age. *Pediatrics.* 2003 Jan;111(1):e39-44.
  https://www.ncbi.nlm.nih.gov/pubmed/12509593
- Desai et al. Depletion of Brain Docosahexaenoic Acid Impairs Recovery from Traumatic Brain Injury. Annunziato L, ed. *PLoS ONE.* 2014;9(1):e86472.
  https://www.ncbi.nlm.nih.gov/pubmed/24475126
- Carlson SE et al. DHA supplementation and pregnancy

- outcomes. *The American Journal of Clinical Nutrition.* 2013;97(4):808-815.
  https://www.ncbi.nlm.nih.gov/pubmed/23426033
- Carvajal JA. Docosahexaenoic Acid Supplementation Early in Pregnancy May Prevent Deep Placentation Disorders. *BioMed Research International.* 2014;2014:526895.
  https://www.ncbi.nlm.nih.gov/pubmed/25019084
- Fukuda H et al. Inhibition of sympathetic pathways restores postoperative ileus in the upper and lower gastrointestinal tract. *J Gastroenterol Hepatol.* 2007 Aug; 22(8):12939.
  https://www.ncbi.nlm.nih.gov/pubmed/17688668
- Perring S et al. Assessment of changes in cardiac autonomic tone resulting from inflammatory response to the influenza vaccination. *Clin Physiol Funct Imaging.* 2012 Nov;32(6):437-44.
  https://www.ncbi.nlm.nih.gov/pubmed/23031064
- Jae SY et al. Does an acute inflammatory response temporarily attenuate parasympathetic reactivation? *Clin Auton Res.* 2010 Aug;20(4):229-33.
  https://www.ncbi.nlm.nih.gov/pubmed/20437076
- De Wildt DJ et al. Impaired autonomic responsiveness of the cardiovascular system of the rat induced by a heat-labile component of Bordetella pertussis vaccine. *Infection and Immunity.* 1983;41(2):476-481.
  https://www.ncbi.nlm.nih.gov/pmc/articles/PMC264665/
- Kashiwagi Y et al. Production of inflammatory cytokines in response to diphtheria-pertussis-tetanus (DPT), *haemophilus influenzae* type b (Hib), and 7-valent pneumococcal (PCV7) vaccines. *Human Vaccines & Immunotherapeutics.* 2014;10(3):677-685.
  https://www.ncbi.nlm.nih.gov/pmc/articles/PMC4130255/
- Akiho H et al. Cytokine-induced alterations of gastrointestinal motility in gastrointestinal

disorders. *World Journal of Gastrointestinal Pathophysiology.* 2011;2(5):72-81.
https://www.ncbi.nlm.nih.gov/pmc/articles/PMC3196622/
- Vantrappen G et al. The Interdigestive Motor Complex of Normal Subjects and Patients with Bacterial Overgrowth of the Small Intestine. *Journal of Clinical Investigation.* 1977;59(6):1158-1166.
https://www.ncbi.nlm.nih.gov/pmc/articles/PMC372329/
- Jacobs C et al. Dysmotility and PPI use are independent risk factors for small intestinal bacterial and/or fungal overgrowth. *Alimentary pharmacology & therapeutics.* 2013;37(11):1103-1111.
https://www.ncbi.nlm.nih.gov/pmc/articles/PMC3764612/
- Miyano Y et al. The Role of the Vagus Nerve in the Migrating Motor Complex and Ghrelin- and Motilin- Induced Gastric Contraction in Suncus. Covasa M, ed. *PLoS ONE.* 2013;8(5):e64777.
https://www.ncbi.nlm.nih.gov/pmc/articles/PMC3665597/

Ácido Propiónico y Autismo:

- El-Ansary AK et al. Etiology of autistic features: the persisting neurotoxic effects of propionic acid. *Journal of Neuroinflammation.* 2012;9:74.
https://www.ncbi.nlm.nih.gov/pubmed/22531301
- McFabe DF et al. Neurobiological effects of intraventricular propionic acid in rats possible role of short chain fatty acids on the pathogenesis and characteristics of autism spectrum disorders. *Behav Brain Res.* 2007. Jan 10:176(1);149-69.
https://www.ncbi.nlm.nih.gov/pubmed/16950524
- Xiong X, Liu D, Wang Y, Zeng T, Peng Y. Urinary 3-(3-Hydroxyphenyl)-3-hydroxypropionic Acid, 3-

Hydroxyphenylacetic Acid, and 3-Hydroxyhippuric Acid Are Elevated in Children with Autism Spectrum Disorders. *BioMed Research International*. 2016. https://www.ncbi.nlm.nih.gov/pmc/articles/PMC4829699/
- MacFabe DF. Short-chain fatty acid fermentation products of the gut microbiome: implications in autism spectrum disorders. *Microbial Ecology in Health and Disease*. 2012;23:10. https://www.ncbi.nlm.nih.gov/pubmed/23990817

Rifaximin:

- Ponziani FR et al. Eubiotic properties of rifaximin: Disruption of the traditional concepts in gut microbiota modulation. *World Journal of Gastroenterology*. 2017;23(25):4491-4499. https://www.ncbi.nlm.nih.gov/pmc/articles/PMC3747729/
- Gao, J et al. Rifaximin, gut microbes and mucosal inflammation: unraveling a complex relationship. Gut Microbes. 2014 Jul 1;5(4):571-5. https://www.ncbi.nlm.nih.gov/pubmed/25244596
- Yao CK. The clinical value of breath hydrogen testing. *J Gastroenterologists Hepatol*. 2017 Mar;32 Suppl 1:20-22. https://www.ncbi.nlm.nih.gov/pubmed/28244675
- Ghoshal UC et al. Utility of hydrogen breath tests in diagnosis of small intestinal bacterial overgrowth in malabsorption syndrome and its relationship with orocecal transit time. *Indian J Gastroenterol*. 2006 Jan-Feb;25(1):6-10. https://www.ncbi.nlm.nih.gov/pmc/articles/PMC4175689/
- Muniyappa P et al. Use and safety of rifaximin in children with inflammatory bowel disease. *J Pediatricians Gastroenterol Nutr*. 2009 Oct;49(4):400-4. https://www.ncbi.nlm.nih.gov/pubmed/19668011

- Pimentel M, Cash BD, Lembo A, Wolf RA, Israel RJ, Schoenfeld P. Repeat Rifaximin for Irritable Bowel Syndrome: No Clinically Significant Changes in Stool Microbial Antibiotic Sensitivity. *Digestive Diseases and Sciences*. 2017;62(9):2455-2463.
https://www.ncbi.nlm.nih.gov/pmc/articles/PMC5561162/

PROYECTOS EN DESARROLLO

- Protocolo Nemechek™ - Una guía para la recuperación de lesiones cerebrales acumuladas en adultos
- El programa de recuperación de lesiones cerebrales Ventaja Autonómica™ para atletas
- El programa de certificación de practicantes del Protocolo Nemechek ™
- El curso de capacitación Ventaja Autonómica™ para evaluación autónoma, interpretación y gestión clínica
- La aplicación de monitoreo del Protocolo Nemechek™

Para obtener más información sobre certificación y licencias:
Info@AutonomicMed.com

Recursos adicionales:
AutonomicMed.com
AutonomicRecovery.com
@ConcussionFixer
https://www.youtube.com/user/pnemechek

Made in United States
Orlando, FL
21 October 2024